Ruth Mamerow

Projekte mit alten Menschen

W0052881

Ruth Mamerow

Projekte
mit alten Menschen

kreativ – praxisorientiert – finanzierbar

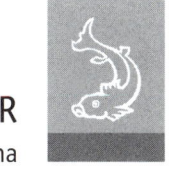

URBAN & FISCHER
München · Jena

Zuschriften und Kritiken an:
Urban & Fischer Verlag
Lektorat Altenpflege
Karlstraße 45
80333 München

Bibliografische Information Der Deutschen Bibliothek
Die Deutsche Bibliothek verzeichnet Publikationen in der Deutschen Nationalbibliografie; detaillierte bibliografische Daten sind im Internet über http://dnb.ddb.de abrufbar.

Lektorat: Dr. Grit Wurlitzer, Quedlinburg
Herstellung: Hildegard Graf, München
Satz und Druck: Laupp & Göbel, Nehren
Umschlaggestaltung: Spiesz Design, Neu-Ulm
Titelfoto: Esther Haase, Hamburg

ISBN 3-437-47350-6
Printed in Germany

Aktuelle Informationen finden Sie im Internet unter:
http://www.urbanfischer.de

Vorwort

Alte Menschen sollen sich in ihren unterschiedlichen Lebensfeldern bis an ihr Lebensende wohl und geborgen fühlen, dies wünschen wir ihnen und uns. Doch bei diesem Wunsch darf es nicht bleiben in unserem Land, das zu einem der reichsten der Erde gehört. Zuviel wird bisher über Geld geredet, das angeblich fehlt und ohne das nichts gehen soll in unserer Welt.

Das Gegenteil beweisen eine Fülle erfrischender Beispiele, die hier vorgestellt werden. Viel zu oft finden positive Entwicklungen im Altenpflegebereich im Verborgenen statt. Kaum jemand weiß, wie vielfältig Projekte sind, aus denen Wirklichkeit wurde. Aus Vorhaben wurden tragfähige Strukturen mit und für alte Menschen. Alle diese nachahmenswerten Aktivitäten machen deutlich, hier sind Ideen in die Tat umgesetzt worden, weil in erster Linie Menschen mit Herz, Verstand und einem langen Atem ein Vorhaben so lange verfolgt haben, bis daraus Realität werden konnte.

Doch fast jede Initiative, die an neuen Projekten arbeitet, hat Schwierigkeiten in der Beschaffung von Geld und anderen Mitteln. Deshalb gibt es in einem besonderen Kapitel Tipps und Hinweise, an die bisher vielleicht nicht gedacht wurde. Mittel und Ressourcen zu beschaffen, also to raise funds oder neudeutsch „Fundraising", muss nicht bedeuten, betteln zu gehen, das beweisen hier viele praktische Beispiele. Kosten, die bei der Verwirklichung der geschilderten Projekte entstanden, sind nicht außer acht gelassen worden. Ausführlich werden zu jeder verwirklichten Idee Möglichkeiten benannt und Wege geschildert, die notwendigen Mittel zu sichern.

Ob originell oder längst bekannt, das besondere aller Projekte ist, sie leben und laden jederzeit und an jedem Ort zum Nachahmen ein. Ausdrücklich betonen alle an den Projekten Beteiligten, dass niemand etwas dagegen hat, Ideen weiterzugeben und Nachahmer zu finden. Viele bieten den fachlichen Austausch an, damit andere aus ihren Erfahrungen lernen. Weil dieses Buch eine Einladung zum Nachahmen sein soll, werden Kontaktadressen für weitergehende Informationen gleich mitgeliefert.

Es wäre ein Gewinn für alle, wenn mit dem vorliegenden Buch Wertschätzung deutlich gemacht werden kann für Menschen, die

sich in Projekten für und mit der älteren Generation engagieren.
Und es wäre ein Gewinn, wenn dieses Buch mit seinen Beispielen
und Tipps engagierten Menschen als unterstützende „Schatztruhe"
dient, damit ihnen ein langer Atem und unerschöpfliche Zuversicht
erhalten bleiben.

Ruth Mamerow   Hamburg, im Frühjahr 2003

Autorin

Die Autorin Ruth Mamerow ist Pflegepädagogin und Fachzeit-
schriftenredakteurin. Sie arbeitet als wissenschaftliche Mitarbeiterin bei Jugendbildung Hamburg GmbH und freiberuflich als Autorin und Lektorin für Pflegeverlage und als Dozentin in der Aus-,
Fort- und Weiterbildung für Pflegende.

Danke

Dank aller Beteiligten, die bereitwillig Auskunft gaben und Einsicht in ihre Projekte ermöglichten, kann dieses Buch eine Anregung zum Handeln sein. Der besondere Dank gilt hier deshalb

- den Freiwilligen und MitarbeiterInnen im Lotte Lemke Haus in Bremerhaven
- dem ASB und seinen „Zeitspendern" in Hamburg
- dem Verein „Leben mit Tieren e. V." in Berlin
- den MitarbeiterInnen im „Haus Schwansen" in Rieseby
- den MitarbeiterInnen im Seniorenheim in Polle
- dem Vorstand und den MitarbeiterInnen des Anna-Haag-Hauses in Stuttgart
- der ambulanten Pflegestation Werner Jahnke in Berlin
- den Mitarbeiterinnen und Freiwilligen im Netzwerk Aktivoli in Hamburg
- sowie allen für diese und in diesen Projekten engagierten Menschen.

Inhaltsverzeichnis

1. Projekte im Lotte Lemke Haus Bremerhaven 1

1.1 Die Einrichtung, ihre BewohnerInnen, Angehörige,
MitarbeiterInnen und Freiwilligen 2
1.2 Freiwilliger Sozialer Dienst statt Ehrenamt 3
1.3 Freiwillige im Lotte Lemke Haus 7
1.3.1 Widerstände 7
1.3.2 Stärken des FSD im Lotte Lemke Haus 10
1.3.3 Öffentlichkeitsarbeit 14
1.3.4 Aufgaben der Freiwilligen 17
1.3.5 Fortbildung als Kapital 20
1.3.6 Nichts geht ohne Mittel und Kontakte 23
1.4 Vom Arbeitsamt geförderte MitarbeiterInnen 26
1.5 Café Sammeltasse 29
1.6 Die historische Küchenecke und die neue Backstube .. 32
1.6.1 Das Preisausschreiben 32
1.6.2 Backen als Gruppenerlebnis 33
1.7 Angehörigenkontakt 35
1.8 Projekte mit SchülerInnen als Freiwillige 39
1.9 Der Garten der Sinne für Demenzkranke 42
1.10 Gemeinsam stark sein 46

2. Bundesweite Projekte 47

2.1 Busfahrer als Zeitspender beim ASB in Hamburg 48
2.2 Tierbesuchsdienst in Berliner Altenheimen 54
2.2.1 Der Berliner Verein „Leben mit Tieren e.V." 55
2.2.2 Erfahrungen des Vereins 57
2.3 Innovative Projekte zur stationären Betreuung
demenzkranker Menschen 72
2.3.1 „Haus Schwansen" in Rieseby 72
2.3.2 Betreuung demenzkranker Menschen in Polle 94
2.4 Zusammenleben dreier Generationen im Anna-Haag-
Haus in Stuttgart 105
2.4.1 Das Anliegen 105
2.4.2 Lebendige Begegnungsstätte 106
2.5 Die ambulante Pflegestation Jahnke in Berlin 111
2.5.1 Nicht nur eine Kiezgröße 111
2.5.2 Erfolgsrezept Lebensfreude 116

3. Projektarbeit als Zukunftsstrategie 135

3.1   Kreativität planen 136

3.2   Koordination durch Netzwerkarbeit 145

3.2.1 Start social 146

3.2.2 Das Hamburger Netzwerk Aktivoli 150

3.3   Mittel und Möglichkeiten durch Fundraising 154

3.3.1 Freiwillige und Förderkreise 155

3.3.2 Öffentliche Förderungen und Stiftungen 158

3.3.3 Spender, Sponsoren und andere Quellen 162

4. Literaturverzeichnis 171

Index 175

Abbildungsnachweis

1 Projekte im Lotte Lemke Haus Bremerhaven

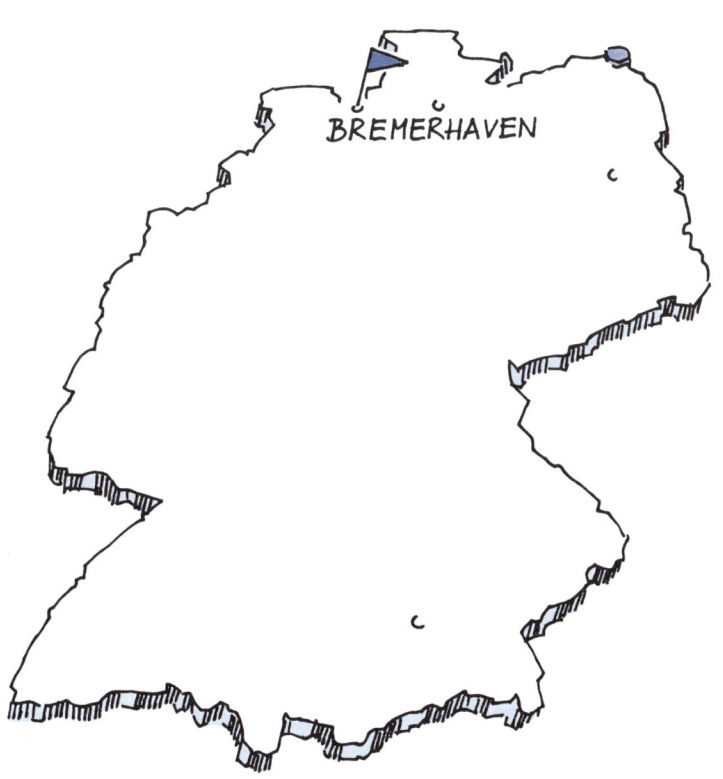

BREMERHAVEN

1

1.1 Die Einrichtung, ihre BewohnerInnen, Angehörige, MitarbeiterInnen und Freiwilligen

Der Kreisverband der Arbeiterwohlfahrt Bremerhaven benannte seine 1991 eröffnete Senioren- und Pflegeeinrichtung nach Lotte Lemke, einer engagierten Sozialdemokratin, die maßgeblich am Aufbau der Arbeiterwohlfahrt (AWO) in den 20er Jahren beteiligt war. Nach Zerschlagung der Wohlfahrtsorganisation und Verfolgung der Sozialdemokratie durch den Nationalsozialismus bildete Lotte Lemke gemeinsam mit Kurt Schumacher und anderen eine deutsche Widerstandsgruppe. Sofort nach Kriegsende begann sie schließlich mit neuer Energie und Leidenschaft den Wiederaufbau der AWO zu einem bedeutenden Hilfswerk. Sie war von 1965 bis 1971 Vorsitzende des Bundesverbandes. Außerdem erwarb sie sich als Vorstandsmitglied des Kuratoriums Deutsche Altershilfe (KDA) bleibende Verdienste.

Die Altenpflegeeinrichtung mit dem Namen Lotte Lemke ist ein Angebot der AWO Bremerhaven für 123 pflegebedürftige Menschen in drei Wohnhäusern und 14 ältere Menschen, die selbstständig in Apartments leben. Seit 1992 gibt es zusätzlich eine gerontopsychiatrische Tagespflegeeinrichtung für 23 BesucherInnen. Für Jenny Sauerwald, die für das Lotte Lemke Zentrum als Einrichtungsleiterin seit Beginn tätig war, ist Personalmangel kein Thema, „zum festen Stamm unserer MitarbeiterInnen gehören neben den festangestellten KollegInnen zuverlässig auch die große Gruppe der Freiwilligen und die vom Arbeitsamt geförderten MitarbeiterInnen mit zeitbegrenzten Verträgen."

Die drei Pflegehäuser Haus Geest, Moor und Marsch erinnern mit ihren landschaftstypischen Namen an das norddeutsche Küstengebiet. In jedem der Häuser sind die Pflegenden für spezialisierte Betreuungsleistungen geschult:

- Im Haus Geest sind weitgehend mobile, aktive BewohnerInnen zu Hause
- Im Haus Moor wohnen vorwiegend Apoplexiekranke
- Im Haus Marsch leben vorwiegend Menschen mit demenzieller Erkrankung.

Die Basis für die Vielfalt an Projekten im Lotte Lemke Haus beruht neben dem Engagement der festangestellten MitarbeiterInnen auf zwei ungewöhnlichen, beispielhaften Initiativen:

- die Gruppe der vom Arbeitsamt geförderten MitarbeiterInnen (☞ 1.4)
- die Gruppe des Freiwilligen Sozialen Dienstes e.V. (FSD, ☞ 1.2 und 1.3).

1.2 Freiwilliger Sozialer Dienst statt Ehrenamt

Im Frühjahr 2002 wurde im Bundesausschuss für Familie, Senioren, Frauen und Jugend der Entwurf eines Änderungsgesetzes für das Gesetz zur Förderung eines freiwilligen sozialen Jahres abschließend beraten. Darüber hinaus wurde die Bundesregierung in einem Entschließungsantrag aufgefordert zu prüfen, wie die Rahmenbedingungen für länger andauernde Freiwilligendienste verbessert werden können. Leitlinie soll hierfür die noch zu erwartenden Empfehlungen der Enquete-Kommission „Zukunft des bürgerschaftlichen Engagements" sein.

Freiwilliges soziales Engagement unterscheidet sich deutlich vom traditionellen, verbandsgebundenen Ehrenamt durch seine Motivation und Struktur. Offensichtlich kann man von einem „Strukturwandel" des Ehrenamtes sprechen.

Ehrenamt bedeutete traditionell:
- soziale Achtung als Hauptmotiv
- Prägung durch christliche Nächstenliebe oder Klassensolidariät
- Aufopferung und Idealismus

- bedingungslose Hingabe an soziale Aufgaben unter häufigem Verzicht auf eigene Bedürfnisse und Interessen
- unbegrenzte Verpflichtung
- starre Strukturen ohne Möglichkeiten zur autonomen Zeitgestaltung oder Befristung.

Dem gegenüber ist derzeit der bundesweite Versuch auffällig, Konzepte Freiwilliger Arbeit aus z. B. den Niederlanden zu adaptieren. Gesellschafts- und Sozialpolitik in Deutschland ist zwangsläufig offener für Lernprozesse geworden. Trotzdem wird diese Entwicklung auf Seiten von Vereinen, Organisationen und Verbänden nur zögernd aufgenommen. Gründe gibt es dafür viele, beispielsweise:

- schwierige Integrationsmöglichkeiten Freiwilliger in starre Strukturen
- unflexible Hierarchien
- fest verankerte Initiativen und Aufgaben mit geringer Flexibilität zur Integration neuer Ideen und Aktivitäten
- Sorge um Autoritätsverlust.

 Freiwilliger Sozialer Dienst (FSD) ist u. a. geprägt vom Wunsch nach Engagement, das sich zeitlich den eigenen Bedürfnissen und Interessen anpassen lässt und den eigenen Kräften und Möglichkeiten entspricht. Menschen, die sich als Freiwillige engagieren, empfinden „Belohnung" unmittelbar in der Tätigkeit selbst.

Die Motivation Freiwilliger betrifft u. a. eine Verbindung aus
- sozialer Gesinnung
- politischem Veränderungswillen
- persönlicher Betroffenheit (z. B. bei Angehörigen)
- nützlich sein wollen, eine sinnvolle Aufgabe suchen (z. B. Rentner, Witwen)
- Kontaktsuche zu Gleichgesinnten.

1

Freiwilliges soziales Engagement
- will innovative Ideen verwirklichen, starre Hierarchien und Vorgaben werden eher hemmend empfunden
- braucht Raum für Kreativität und Spontaneität
- sucht begrenzte Aufgaben in Inhalt und Umfang.

Der **Charakter** des Ehrenamtes hin zum FSD hat sich deshalb deutlich verändert. In vielen Bereichen gibt es punktuell unregelmäßig tätige Freiwillige. Freiwilligen-Organisationen bieten Interessierten aus diesem Grund selbstverständlich befristete Zusammenarbeit in einer fest verankerten Struktur, z. B. einem Verein, an.
Mit Bestimmtheit lässt sich trotzdem feststellen, es engagieren sich bundesweit deutlich mehr Menschen als früher (☞ 3.2).

 Tipps für die Praxis
Wer Freiwillige gewinnen möchte, sollte berücksichtigen:
▶ Gern in Anspruch genommen wird das Angebot zur „Professionalisierung" durch begleitende fachbezogene Schulung.
▶ Die Organisationsformen des Engagements sollten individuell zugeschnitten sein auf
  – biografische Besonderheiten
  – soziale Kompetenz
  – zeitliche Möglichkeiten der Interessenten.

Professionelle Organisation Freiwilligen Engagements bedeutet:
- offene Kommunikation und Verständigung mit hauptamtlichen MitarbeiterInnen
- klar benannte Tätigkeitsfelder, die von Hauptamtlichen abgegrenzt sind
- Transparenz aller Vorhaben und Tätigkeiten
- unabhängige Strukturen innerhalb des FSD und nach außen.

1

Die gemeinsame Arbeit von Freiwilligen und Hauptberuflichen in einem Projekt sollte von Anbeginn an durch Tätigkeits- und Arbeitsplatzbeschreibungen klar differenziert sein. Ebenso unerlässlich ist regelmäßiger fachlicher Austausch zwischen beiden Gruppen. Nur so kann es gelingen, Tätigkeitsstrukturen der Arbeitswelt mit freiwilligem Engagement sinnvoll zu verknüpfen, Konkurrenzen und Verdrängungsängste, aber auch Enttäuschungen zu vermeiden und das Selbstbewusstsein der Freiwilligen zu stärken. Wertschätzung und Anerkennung im Umgang miteinander sind in diesem Zusammenhang nicht zu unterschätzen.

Erste gemeinsame **Schritte** innerhalb einer Einrichtung könnten beispielsweise sein, Strukturen zu planen und zu schaffen. Beispielsweise zu Themen wie:

- Kommunikationsebenen organisieren
- Tätigkeitsfelder entwickeln
- Freiwillige gewinnen
- Einstellungsgespräche führen
- Rechte und Pflichten festlegen
- Freiwillige einarbeiten, begleiten
- Freiwillige weiterbilden
- Supervision ermöglichen.

Auf gesellschaftspolitischer Ebene erwarten Freiwillige deutliche Signale, die die Rahmenbedingungen freiwilligen Engagements verbessern. Hierzu gehören Themen der Versicherung freiwilliger Arbeit ebenso wie projektübergreifende Fortbildungs- und Finanzierungsmöglichkeiten und einheitliche Anerkennungsverfahren für die Arbeit Freiwilliger.

Die Koordination Freiwilligen Engagements einzelner Gruppen gelingt zur Zeit nur begrenzt (☞ 3.2) und noch zu selten, obwohl FSD auch arbeitsmarktpolitisch für eine Region interessant sein kann, denn

- Menschen, die länger nicht im Arbeitsprozess standen, finden eine Aufgabe

1

- Projekte machen es möglich, dass Arbeitslose zunächst wieder Strukturen und Primärqualifikationen entwickeln können
- Arbeitslose können freiwilliges Engagement nutzen, um für den späteren Rückweg in den Arbeitsmarkt Qualifikationen zu erhalten bzw. neu zu entwickeln.

Freiwilligenarbeit
- muss aus dem Bereich des Unsichtbaren herausgeholt werden
- bedarf größerer gesellschaftlicher Achtung und Offenheit, sie ist kein Hobby.

1.3 Freiwillige im Lotte Lemke Haus

Vor rund 17 Jahren begann Alice Fröhlich zusammen mit der Einrichtungsleiterin Jenny Sauerwald den Freiwilligen Sozialen Dienst „Solidar" im Lotte Lemke Haus ins Leben zu rufen. Die Idee brachte die gebürtige Holländerin aus ihrer Heimat mit, wo sie bereits als Freiwillige tätig war. Verwundert stellte sie fest, dass es in Deutschland keine ähnlichen Initiativen in Altenheimen gab und engagierte sich dafür, Freiwilligendienst angepasst an bundesdeutsche Strukturen zu entwickeln. Bewusst sprechen die MitarbeiterInnen im Lotte Lemke Haus von Freiwilligen statt von Ehrenamtlichen, weil das gesellschaftspolitische Engagement dieser Menschen im Verein „Solidar" nicht nur organisiert und gebündelt ist, sondern sich auch unabhängig von Einrichtungsstrukturen verwirklicht.

1.3.1 Widerstände

■ Vorbehalte

Wie immer, wenn es um Neuerungen geht, erlebten die Initiatorinnen nicht nur Jubel bei der konzeptuellen Entwicklung des FSD. Vorwiegend Pflegende waren anfangs strikt gegen das Vorhaben.

1

Entlastung konnten sie nicht erkennen. Eher schon wurde Angst um den eigenen Arbeitsplatz deutlich.

Erfolgreiche Zusammenarbeit ist jedoch nur möglich, wenn Vorbehalte gehört und ernst genommen werden, statt Bedenken zu „überstimmen". Mit diesem Wissen machten sich die Initiatorinnen an die Arbeit. Keiner der Beteiligten sollte das Gefühl bekommen, sich unterordnen zu müssen. Deshalb wurde von Beginn an Wert darauf gelegt, gemeinsam mit den hauptamtlichen MitarbeiterInnen zu recherchieren und darüber nachzudenken:

- Welche Ängste gibt es?
- Welche möglichen Probleme können entstehen?
- Was muss aufgefangen werden können?
- Welche organisatorischen und inhaltlichen Strukturen sind erforderlich?
- Wie ist die Kommunikation zu strukturieren?

Eine lange Vorarbeitszeit war erforderlich, um Bedenken aus dem Weg zu räumen, Strukturen zu schaffen und das erste Konzept Freiwilliger Arbeit entsprechend angepasst an das Hauskonzept zu entwickeln.

Tipps für die Praxis

- ▶ Freiwilliges Engagement und hauptamtliche Arbeit funktionieren nur miteinander.
- ▶ Bedenken auf beiden Seiten sind ernst zu nehmen und bedürfen intensiver Analyse.

■ Öffentliche Aufklärung tut not

Zur Arbeit der Organisation gehört es auch, Unwissenheit und Vorwürfen von außen durch intensive Öffentlichkeitsarbeit in der Bevölkerung, Aufklärungsarbeit und Seminarangebote zu begegnen. Aufmerksam setzt sich der Verein mit typischen Vorbehalten von Außen auseinander wie beispielsweise:

- Freiwilligenarbeit gibt dem Staat Grund, sich aus der Verantwortung für Altenarbeit noch stärker zurückzuziehen.
- Freiwillige sind Lückenbüßer für hoch bezahltes, aber nicht sehr arbeitswilliges Personal.

- Freiwillige geben Angehörigen die Möglichkeit, sich aus ihrer Verantwortung zurück zu ziehen.

Die Verantwortlichen des FSD sehen diese Vorwürfen als Zeichen individualistischen Verständnisses sozialer Arbeit. Für sie ist FSD stattdessen „Notwendigkeit und Erfordernis einer grundsätzlichen Situationsänderung im sozialen Bereich", die nicht ausschließlch staatlich aufgefangen werden kann.

 Verantwortung kann von Einzelnen nicht ausschließlich abgegeben werden an staatliche Stellen, Ämter und Organisationen. Wer in einem sozialen Gefüge lebt, ist auch gefordert, sich sozial zu verhalten. Ohne Verantwortungsbewusstsein und Engagement des Einzelnen in seinem Lebensumfeld ist keine Gemeinschaft überlebensfähig. Keine Gesellschaft kann über längere Zeit bestehen, wenn ihre Mitglieder nicht ein gewisses Maß an Gemeinschaftsgefühl und Integrationskraft besitzen.

„Die neuen Freiwilligen sind nicht einfach Wohltäter für Einzelne, obwohl BewohnerInnen, Pflegende oder auch Angehörige ihren Einsatz als große Hilfe erleben. Sie übernehmen vielmehr, stellvertretend für andere Bürger, einen Teil der Aufgaben, die eigentlich alle die Bürger mittragen müssten, die keine pflegebedürftigen Angehörigen daheim haben. Sie fühlen sich als **Bürger**, die nicht einfach nur **Einwohner** sind, für das Wohl des Stadtteils oder der Stadt mitverantwortlich und geben Zeit und Kraft, soweit sie sie übrig haben, für soziale und kulturelle Aufgaben, wie andere ihre politische Mitarbeit geben." (Auszug aus Analysenpapier zur Arbeit des FSD „Solidar" e.V.).

■ *Anfängliche Schwierigkeiten*

„Wer auf den Glücksberg will, braucht auch den Mut, das Jammertal zu durchqueren" lautet eine alte Volksweisheit. Schwierigkeiten sollen deshalb hier benannt werden, um deutlich zu machen, sie gehören zur Entwicklung wie das Jammertal zum Glücksberg. Sie sind Meilensteine auf dem Weg zum Erfolg, wenn bewusst mit ihnen umgegangen wird. Probleme und Schwierigkeiten sind auch den MitarbeiterInnen des Lotte Lemke Zentrums nicht unbekannt, erst aus dem konstruktiven Umgang mit ihnen konnten Stärken entwickelt werden, die in den folgenden Kapiteln beschrieben sind (☞ 1.3.2).

 Tipps für die Praxis

▶ Bei Vorbehalten und Schwierigkeiten bewusst und gemeinsam nach Lösungsstrategien suchen
▶ Gegenüber Schwierigkeiten nicht die Augen verschließen oder gar resignieren, sondern mit Verbündeten nach konkreten Lösungswegen suchen
▶ Probleme ebenso wie Erfolge offen legen
▶ In Fehlern immer auch die Chance zur Verbesserung sehen.

Die nebenstehende Tabelle zeigt, welche typischen Schwierigkeiten und Probleme im Aufbau eines gut funktionierenden FSD zu bedenken waren und grundsätzliche Lösungsansätze.

1.3.2 Stärken des FSD im Lotte Lemke Haus

Der FSD entwickelte sich innerhalb von rund 15 Jahren zu einem vom Lotte Lemke Haus unabhängigen Verein „Solidar" e.V. von momentan 116 Freiwilligen, die in unterschiedlichen Aktivitäten, jedoch innerhalb des Lotte Lemke Hauses tätig sind. Die Zusammenarbeit ist geprägt von gegenseitigem Geben und Nehmen zum Wohl von BewohnerInnen, MitarbeiterInnen und Angehörigen der Einrichtung.

 Ein Grund für diese bundesweit einzigartige positive Entwicklung ist es, das die o. g. möglichen Schwierigkeiten im Lotte Lemke Haus bereits in der Vorbereitungsphase gezielt bearbeitet, durch Fortbildung und Supervision aufgefangen und so in der Regel vermieden werden konnten.

1

Probleme	Lösungsansätze
Die Zahl der Freiwilligen geht nach den ersten schwierigen Erfahrungen in der Altenpflegearbeit zurück. BewerberInnen fühlen sich dem Umgang mit häufig auch geistig veränderten alten Menschen nicht gewachsen	• Einführungsseminare und Fortbildung vor Beginn • Einzelbegleitung durch Bezugspersonen aus den Reihen der Freiwilligen
Es meldeten sich immer auch solche Menschen zu freiwilliger Arbeit, die selbst einsam sind, Kontakt und Anerkennung suchen. Diese erwarten oft mehr Zuwendung für sich selbst als sie für andere eine Unterstützung sein könnten	• Ausführliche, oft mehrfache Bewerbergespräche mit Interessenten durch das Leitungsteam der Freiwilligen • Fähigkeiten, Interessen ebenso wie Bedürfnisse und Motivationen ausführlich besprechen, Möglichkeiten und Grenzen gemeinsam festlegen
• PflegemitarbeiterInnen fühlen sich be- statt entlastet, weil Freiwillige mit eigenen Sorgen und Problemen ihnen „die Zeit stehlen" • MitarbeiterInnen fürchten, durch unkundige Freiwillige und deren unreflektierte Wahrnehmungen könne der gute Ruf der Einrichtung in der Öffentlichkeit leiden. Beispielsweise wenn Freiwillige Wahrnehmungen von Aggression oder Weglaufen von BewohnerInnen als Fehlverhalten von MitarbeiterInnen deuten und weitergeben	• Regelmäßige, feste Gesprächstermine auf mehreren Ebenen zwischen Freiwilligen und MitarbeiterInnen • Regelmäßige Supervisionsangebote für Freiwillige und MitarbeiterInnen • Einführungsseminare und Fortbildung vor Beginn einer Tätigkeit für Freiwillige • Bezugspersonen für Freiwillige aus den Reihen der Freiwilligen

Probleme	Lösungsansätze
• Eifersuchts- und Konkurrenzdenken entsteht, weil Freiwillige in den Augen der Pflegenden nur zum Verwöhnen der BewohnerInnen kommen, während für sie selbst die unangenehmeren Aufgaben bleiben • Freiwillige haben das Gefühl, von Pflegenden und deren „Launen" beim Planen von Aufgaben abhängig zu sein	• Klare, verbindliche Aufgabenverteilung und Verantwortlichkeiten • Regelmäßige Reflexionsmöglichkeiten und Supervision
Freiwillige sind sich der Schwierigkeiten nicht bewusst, die aus ihrer Position und Rolle auch im Kontakt mit BewohnerInnen entstehen. Einerseits erfahren sie Nähe zu einzelnen BewohnerInnen, weil sie wichtige Funktionen für diese erfüllen. Andererseits ist Distanz erforderlich, um nicht „vereinnahmt" zu werden. Ebenso ist professionelle Distanz nötig im Beziehungsgeflecht des Hauses, in das BewohnerInnen und Pflegende täglich eingebunden sind	• Regelmäßige Fortbildung, Reflexion der Tätigkeit • Kontakte untereinander stärken das Teamgefühl
Freiwillige fühlen sich „ausgebeutet"	• Selbstbestimmung beim Maß und Umfang der Tätigkeit • Kostenerstattung • Fortbildung • Versicherung bei der Tätigkeit • Einladung zu Veranstaltungen der Einrichtung • Persönlicher Dank und Anerkennung durch die Einrichtung • Mitspracherecht in Gremien der Einrichtung

1

Die Organisation „Solidar" FSD e. V. hat sich zu einem selbstständigen Partner der Pflegeeinrichtung entwickelt, sie ist kein „Hilfsverein". Das inzwischen siebenköpfige Leitungsteam der Organisation sorgt mit der Leitung der Pflegeeinrichtung für

- **Klare Aufgabenverteilung** auf beiden Seiten. Beispielsweise initierten Freiwillige eine Angehörigen-Kontaktgruppe. Die Arbeit wird inzwischen von einer ABM-Kraft hauptamtlich als Angehörigenbetreuung fortgeführt, Freiwillige gestalten vorwiegend die Angehörigenabende mit.
- **Transparente Strukturen** in allen Arbeitsprozessen, d. h. Pflege auf der einen Seite und andererseits soziale Betreuung von BewohnerInnen erfordern klare, vernetzte Informationsstrukturen, da sie in der Regel von unterschiedlichen Mitarbeitergruppen realisiert werden.
- **Intensive Kommunikation** miteinander auf unterschiedlichen Ebenen, z. B. monatliche Gespräche zwischen den Hausleitungen und dem Leitungsteam des FSD, monatliche Treffen aller FSD Aktiven der einzelnen Häuser mit Hausleitungen, jährliches Treffen zwischen allen Hauptamtlichen und Freiwilligen.

Die Organisation gibt den Freiwilligen nicht nur in der Tätigkeit im Hause sondern im gesellschaftlichen Leben einen neuen Status. Der FSD „Solidar" empfindet seine Aktivitäten als „bürgerliches Engagement".

FSD im Lotte Lemke Haus bedeutet inzwischen, Freiwillige kommen

- nicht unvorbereitet, sondern übernehmen Aufgaben erst nach umfassender Schulung
- nicht als Einzelne, sondern als Mitglied der einrichtungsunabhängigen Organisation FSD e. V.
- nicht als Lückenbüßer, sondern als ernst zu nehmende Partner mit fest umrissenen Aufgaben.

 Tipps für die Praxis

Der FSD „Solidar" e. V. unterstützt in Zusammenarbeit mit der Einrichtung die Freiwilligen in vielen Formen. Was hier bereits realisiert wurde, ist grundsätzlich wichtig und interessant für Freiwillige, z. B.

▶ bei der Tätigkeit in und für die Einrichtung versichert zu sein

1

▶ Auslagen und Fahrtkosten erstattet zu bekommen
▶ bei Tätigkeiten in der Einrichtung Mahlzeiten wie Mittagessen und Kaffee kostenlos einnehmen zu können
▶ Räume und Büros innerhalb der Einrichtung zur Verfügung gestellt zu bekommen
▶ Möglichkeiten der Fort- und Weiterbildung nutzen zu können
▶ Anerkennung und Wertschätzung sowie Mitverantwortung und Partizipation im Umgang miteinander zu erfahren
▶ bei Pflegebedürftigkeit das Recht auf einen Pflegeplatz im Haus zu erwerben.

Alice Fröhlich ist Freiwillige geblieben. Seit 1991 ist sie als Leiterin des FSD „Solidar" e.V. in ihrem Büro im Lotte Lemke Haus täglich anzutreffen, wenn sie nicht gerade für Anliegen der Einrichtung auf Reisen ist. Im Jahr 2001 wurde sie vom Bundespräsidenten Johannes Rau zum Neujahrsempfang geladen und für ihr außerordentliches Engagement ausgezeichnet.

1.3.3 Öffentlichkeitsarbeit

◼ *Freiwillige gewinnen*

Um Menschen für Freiwilligen-Arbeit zu motivieren, sind die Initiatorinnen des FSD unermüdlich. Besonderer Wert wird dabei auf persönliche Ansprache gelegt, um Bereitschaft zur Mithilfe zu wecken. Freiwillige gehen z. B. auf Angehörige zu, reden mit MitarbeiterInnen in Betrieben und Institutionen ebenso wie mit Schulklassen und Lehrern (☞ 1.8). Die Erfahrung macht deutlich, Altenpflege löst bei vielen Menschen persönliche Betroffenheit durch eigene Familienstrukturen und -erfahrungen aus.
Im **Gespräch** wird darauf eingegangen, dass beispielsweise
• ein breites, aber überschaubares Betätigungsfeld möglich ist
• Selbstbestimmung und Korrekturen im Maß der Freiwilligen-Arbeit möglich sind
• eigene Fähigkeiten und Stärken eingebracht werden können
• Zeit und Menschen beim Einarbeiten und Begleiten einer Aufgabe zur Verfügung stehen

- Fortbildung angeboten wird
- Unfall- und Haftpflichtversicherung selbstverständlich sind
- Kosten erstattet werden
- regelmäßige Kontakte untereinander zum Teamgefühl und Gemeinschaftsbezug beitragen.

Fallbeispiel

Auf der jährlichen Freiwilligen-Börse der Stadt sind die MitarbeiterInnen des FSD regelmäßig vertreten. Eine einstmalige Bibliothekarin und jetzt Freiwillige erzählt dabei von ihrer Tätigkeit. Sie ist wöchentlich mit einem Bücherwagen in den Pflegehäusern unterwegs, die Bücher werden ihr gern abgenommen, doch einige BewohnerInnen würden sich freuen, wenn ihnen jemand vorlesen könnte. Sie erzählt von einem ehemaligen Schiffskoch, der seine geliebten Reiseberichte nicht mehr selbst lesen kann. Ein alter Herr, der interessiert zugehört hat und wie er sagt, selbst einmal zur See gefahren ist, fragt nun genauer, was er tun müsse, wenn er das Vorlesen für jemand übernehmen würde.

 Tipps für die Praxis

▶ Wer motivieren will, soll gut informieren, aber niemanden überrollen und mit Informationen „erschlagen".
▶ Der beste Kontakt ergibt sich im persönlichen Gespräch.
▶ Grundsätzlich ist wichtig, Interessierte selbst ihr Tätigkeitsfeld und Zeitbudget bestimmen zu lassen.

Den Freiwilligen und MitarbeiterInnen im Lotte Lemke Haus ist es mit viel persönlichem Engagement inzwischen gelungen, auch SchülerInnen für die Arbeit mit alten Menschen zu interessieren (☞ 1.8).

■ *Informieren und werben*

Im Rahmen der Öffentlichkeitsarbeit im Lotte Lemke Haus gibt es regelmäßige Informationsmaterialien und Publikationen, die mit Spenden- und Sponsorenunterstützung (☞ 1.3.6). angefertigt werden. Hierzu zählen:
- Pressemitteilungen

1

- Pressemappen, deren Texte auch einzeln verwendet werden können
- Flyer
- Plakate
- Rundbriefe
- Fachbeiträge in den Medien
- Hauszeitung.

Zur Öffentlichkeitsabeit im Lotte Lemke Haus gehören auch Angebote wie:

- Weiterbildungsveranstaltungen für andere Einrichtungen oder Einzelpersonen
- Fachtagungen
- Teilnahme und Gestaltung von Diskussionsforen
- Entwickeln und Vorstellen von Projekten
- Beratungsangebote für Initiativen
- Unterstützung bundesweiter Vernetzungsarbeit.

Tipps für die Praxis

▶ Öffentlichkeitsarbeit ist erfolgreich, wenn Projekte für alte Menschen überzeugen.

▶ Es lohnt sich, mit innovativen Projekten an die Öffentlichkeit zu gehen, Medien zu nutzen, um für Vorhaben zu werben. Solche Möglichkeiten können sein:

 – Öffentliche Veranstaltungen mit konkreter Einladung an ausgewählte Gäste, z. B. die Eröffnung eines Wohntraktes
 – Beteiligung an Gremienarbeit im Stadtteil. In jedem Ort gibt es Behörden, Institutionen und Träger, die sich für bestimmte soziale Zwecke engagieren und sich in Gremien regelmäßig treffen zur Koordination von Zielen und Aufgaben, z. B. „Runder Tisch" beim Referat für Altenarbeit des Sozialamtes, unterschiedliche Vereine und Initiativen für Senioren
 – Regelmäßige persönliche Einladungen und Kontakte zu Medien, Organisationen, Unternehmen zu Veranstaltungen der Einrichtung, z. B. zum Neujahrsempfang
 – Teilnahme an Stadtteilveranstaltungen mit eigenen Ständen und Aktionen.

Freiwilligen-Arbeit ist auch Öffentlichkeitsarbeit. Für beides gilt nach wie vor eine unumstößliche Maxime: Tu Gutes und rede darüber!

1.3.4 Aufgaben der Freiwilligen

Die Organisation legt Art, Grenzen und Ziele der Arbeit zusammen mit jedem einzelnen Freiwilligen fest. Sie sorgt für ein Einsatzgebiet, entsprechend
- den Interessen
- den Fähigkeiten
- den Kräften
- dem Zeitbudget des Freiwilligen.

 Tipps für die Praxis
▶ Jede übernommene Aufgabe ist verbindlich. Freiwillige müssen wissen, sie übernehmen Verantwortung und Verpflichtung für eine selbst gewählte, möglicherweise zeitlich begrenzte, Aufgabe.
▶ Es gibt keine unverbindlichen Aufgaben. Freiwilligkeit bedeutet nicht, lediglich nach eigener Lust und Laune aktiv zu werden. MitarbeiterInnen erwarten ebenso wie BewohnerInnen Zuverlässigkeit von Freiwilligen.
▶ Es muss die Möglichkeit geboten werden, den Aufgabenbereich zu wechseln.

 Bevor Freiwillige Aufgaben übernehmen, werden festgelegt:
- Arbeitszeiten und maximaler Umfang pro Woche bzw. Monat
- Aufgaben und Verantwortungsbereich
- Beratungsstruktur, d. h. welche Beratung gibt es, wann und durch wen?

Zum großen Spektrum der **Aufgaben**, die im Lotte Lemke Haus von Freiwilligen übernommen werden zählen:

- soziale Einzelbetreuung von BewohnerInnen nach deren Wunsch, z. B. Begleitung bei Spaziergängen und Ausflügen, Besuchsdienst
- das „Lotte-Lädchen" (☞ Fallbeispiel unten)
- Versorgung der Bibliothek und der BewohnerInnen mit Literatur mit Hilfe des Bücherwagens
- Öffentlichkeitsarbeit und Sponsoring organisieren (☞ 1.3.3)
- Mitarbeit in der Verwaltung
- Fortbildungen organisieren
- Spielnachmittage und -abende organisieren, z. B. regelmäßig Bingo
- Mitarbeit bei der Hauszeitung, in der Tagespflege, beim Betreuten Wohnen
- Unterstützung im Café Sammeltasse (☞ 1.5), damit es täglich geöffnet sein kann
- Organisation des Kultur-Cafés
- Teilnahme an der Nähgruppe, am Chor
- Sorge für Tiere der Einrichtung (☞ 1.8)
- Mitarbeit in der Demenzgruppe (☞ 1.4)
- Mitarbeit in der Sterbebegleitungsgruppe
- Begleitung bei Arztbesuchen
- Gestaltung von Dia-Vorträgen, Vorlesen
- Unterstützung des technischen Dienstes (☞ 1.9)
- Arbeit an der Rezeption abends und an Wochenenden
- Servieren zu Mahlzeiten an Festtagen (☞ 1.5)
- Arbeit in den Wohnküchen, der Backstube (☞ 1.6)
- Gestaltung von Festen, Ausflügen und Veranstaltungen (☞ 1.7)
- Versorgung von Pflanzen im Garten, in Zimmern.

 Alle Freiwilligen sollen auch „Nein" sagen können. Sie bestimmen ihr Zeitkontingent und ihren Einsatz selbst. Ihre Zusage ist jedoch verbindlich.

1

Fallbeispiel
Regelmäßig zieht eine Freiwillige mit dem „Lotte-Lädchen", einem
großen Einkaufswagen, klingelnd durch die Häuser. BewohnerInnen
kommen aus ihren Zimmern, reden miteinander und geben Einkaufs-
wünsche auf. Andere nehmen in Empfang und begutachten, was sie
bestellt hatten und nun bezahlen. Herr Bauer im Rollstuhl testet
gleich die Zartbitterschokolade, die er sich bestellt hat, und bietet
auch seiner Nachbarin davon an, die mit Kukident und warmen Socken
offensichtlich auch zufrieden ist.

Freiwilligenarbeit lebt von den Ideen und der Begeisterung engagierter Menschen mit unterschiedlichsten Interessen und Fähigkeiten. Wenn es einer Einrichtung gelingt, alle diese Energien zu verknüpfen, sie nicht nebeneinander oder gar gegeneinander, sondern
miteinander zum Wohl alter Menschen einzusetzen, profitieren nicht
nur BewohnerInnen einer Einrichtung, sondern alle Beteiligten.

Fallbeispiel
Eine Freiwillige, die einstmals als Bibliothekarin tätig war, fährt
inzwischen regelmäßig mit einem Bücherwagen durch die Häuser und
verleiht Bücher. Zur langen Vorarbeit gehörte für sie z. B., Sponsoren
und Spender für Großdruckbücher zu finden. Außerdem musste sie
BewohnerInnen erst einmal davon überzeugen, dass Ausleihen nichts
kostet und sehr praktisch sein kann.

Bei allen Einsätzen erfahren Freiwillige im Lotte Lemke Haus Anerkennung und Wertschätzung. Dabei ist sowohl an die persön-
liche, individuelle Bestätigung gedacht als auch an öffentliche An-
erkennung des freiwilligen Engagements.
Persönliche Anerkennung innerhalb der Einrichtung erleben Frei-
willige z. B. im Rahmen der angebotenen Weiterbildungen, durch
Erstattung ihrer Auslagen, aber auch durch Aufmerksamkeiten wie
- persönlicher Glückwunsch zu Geburtstagen und besonderen
  Feierlichkeiten, z. B. Silberhochzeit
- Einladung zu gemeinsamen Ausflügen
- Einladung zu Festen in der Einrichtung
- Ehrung bei mehrjähriger Tätigkeit
- Besuch und Blumenstrauß bei Krankheit.

Im Rahmen der Organisationsstruktur erleben Freiwillige Anerkennung durch Mitspracherecht in Gremien der Einrichtung und über die Einrichtung hinaus. Anerkennung bedeutet auch, Freiwilligen Verantwortung und eigene Aufgabenbereiche zu übertragen.

 Tipps für die Praxis

▶ Dafür sorgen, dass Freiwillige uneingeschränkt durch hauptamtliche MitarbeiterInnen akzeptiert werden
▶ Aufgaben von Freiwilligen und Hauptamtlichen streng voneinander trennen
▶ Freiwilliges Engagement durch Einladungen zu Veranstaltungen anerkennen
▶ Kleine Geschenke wie einen Büchergutschein als Auszeichnung zu besonderen Gelegenheiten nutzen. Aber kein Hervorheben einzelner Aktivitäten oder Personen.

1.3.5 Fortbildung als Kapital

 Das Wichtigste der Freiwilligenarbeit im Lotte Lemke Zentrum ist, dass sie aus Fortbildungen lernen können. Das umfassende Angebot an Fort- und Weiterbildungen ist das eigentliche Kapital des FSD.

Während es zu Beginn der FSD-Arbeit noch möglich war, Freiwillige nach einem Einführungsgespräch einzusetzen, ist inzwischen Fortbildung, die überhaupt erst einmal in die Tätigkeit als Freiwillige in einer Altenpflegeeinrichtung einführt, unumgänglich.
Aus dem neuen Ansatz der Mitarbeit Freiwilliger im Lotte Lemke Haus haben sich einführende Programme für Seminare zur Begleitung und Fortbildung Freiwilliger ergeben. Es werden anfangs vor allem **drei Themenkreise** erarbeitet:
• Die psychosoziale, finanzielle und soziologische **Situation alter Menschen** heute.

1

- Die **Einrichtungen der Altenarbeit,** ihre Chancen und Probleme in der Situation des in Wandlung begriffenen Sozialsystems.
- Die Freiwilligen-Organisationen als notwendiger Faktor im Zusammenhang mit **bürgerlichem Engagement.**

Diese einführenden Themen vermitteln jedoch keine trockene Theorien, sie finden in den Räumen des Altenzentrums, also in enger Beziehung zum Ort des Einsatzes statt. Hauptamtliche MitarbeiterInnen und Freiwillige der Einrichtung beteiligen sich als Referenten und GesprächspartnerInnen. Ein Teil der gemeinsamen Mahlzeiten wird dort eingenommen, wo auch BewohnerInnen anwesend sind, so ist die Aktualität der Situation immer gegenwärtig. Die Leiterin des FSD weist gern darauf hin, dass Fortbildungsangebote das Kapital des FSD und der Einrichtung überhaupt sind. Aufbauend gibt es beispielsweise im Rahmen des FSD Seminare für:

- Integrative Validation® (A-Kurs zur Schulung der TeilnehmerInnen und Ausbildungen im B-Kurs, in dem die TeilnehmerInnen selbst lernen anzuleiten)
- Gesprächsführung
- Sterbebegleitung
- Konfliktbearbeitung.

Für alle Seminar-Angebote beantragt das Lotte Lemke Haus finanzielle Unterstützung beim Kuratorium Deutsche Altenhilfe (☞ 3.3.2), immer hat auch die Einrichtung einen Eigenanteil zu zahlen. Die umfangreiche Organisation und Planung von Veranstaltungen übernimmt ebenfalls der FSD. Alle Aktivitäten geschehen immer in enger Zusammenarbeit mit MitarbeiterInnen der Einrichtung.

 Tipps für die Praxis

▶ Seminare, die von und in Altenpflegeinrichtungen angeboten werden, müssen nicht nur für eigene MitarbeiterInnen konzipiert werden, sie sind oft im Rahmen der Öffentlichkeitsarbeit auch interessant für
  – Angehörige
  – MitarbeiterInnen anderer Einrichtungen
  – Stadtteilinitiativen.

1

▶ Besonderen Reiz haben Angebote zum Erfahrungsaustausch zu ausgewählten Projekten mit anderen Einrichtungen.

Fortbildung durch **Erfahrungsaustausch** wird noch selten von Altenpflegeeinrichtungen genutzt. Dabei findet sich häufig bei MitarbeiterInnen in den eigenen Reihen ein großes Potenzial an Fachwissen und -können. Hinzu kommt, das diese Art der Fortbildungen häufig nicht nur kostengünstig für Einrichtungen sein können, sondern, wenn sie attraktiv gestaltet sind, auch
• wesentlich zwangloser gelernt und trainiert werden kann
• Raum und Zeit für Entspannung, Erholung und Selbstpflege ganz nach Bedarf einer Gruppe mit organisiert werden kann[1].

Fallbeispiel
Ein Hamburger Pflegeteam hat es mit Hilfe der Wohnbereichsleitung geschafft, zwei Tage zur Fortbildung nach Bremerhaven zu reisen, um dort mit MitarbeiterInnen des Lotte Lemke Hauses vor Ort Erfahrungen auszutauschen. Seminarräume und Unterkunft für die Gäste stehen in der nahe gelegenen Altenpflegeschule zur Verfügung. Am ersten Tag, an dem es zum intensiven Erfahrungsaustausch auf den Pflegestationen gekommen ist, gehen alle Beteiligten abends gemeinsam essen und später noch tanzen. Der zweite Tag steht ausschließlich zum Kennenlernen der Stadt und zu individuellen Gesprächen im Lotte Lemke Haus zur Verfügung.

Mittlerweilen interessieren sich mehr und mehr Außenstehende und MitarbeiterInnen anderer Einrichtungen für Weiterbildungsthemen am Lotte Lemke Haus. Gäste sind herzlich willkommen. Sie zahlen einen vergleichsweise geringen Beitrag an Fortbildungskosten, der wiederum den Projekten der Einrichtung zugute kommt. Öffentlichkeitsarbeit, um interessante Angebote zu publizieren, ist auch in diesem Rahmen von großer Bedeutung.

Fallbeispiel
Schon ein Jahr im Voraus ist Alice Fröhlich ausgebucht für Vorträge, die sie regelmäßig anbietet, um Erfahrungen mit dem Freiwilligen Sozialen Dienst weiterzugeben. „Wenn es dafür Geld gibt, nutze ich

das, um hier wieder neue Projekte für alte Menschen in Gang zu bringen", sagt die Leiterin des FSD am Lotte Lemke Haus. Bereitwillig gibt sie Erfahrungen und Tipps weiter. „Wir haben ja keine Scheu vor Nachahmern und Konkurrenz. Im Gegenteil, wir entwickeln hier gern Pilotprojekte und laden zum Nachahmen ein."

Im Lotte Lemke Haus sind die Freiwilligen häufig besser geschult als viele Hauptamtliche in anderen Häusern. Diese Erfahrung haben die Freiwilligen hier gemacht. Gern machen sie darauf aufmerksam, dass viele LeitungsmitarbeiterInnen in anderen Einrichtungen ihre Verantwortung für Fortbildung der MitarbeiterInnen deutlicher wahrnehmen sollten.

Fallbeispiel
Freiwillige im Lotte Lemke Haus, die bereits den A-Kurs für Integrative Validation® erfolgreich absolviert und Erfahrungen gesammelt haben, lernen bereits im B-Kurs, damit sie selbst anleiten und weitergeben können.

 Tipps für die Praxis
▶ Aus eigenen Projekten heraus selbst schulen, das ist praxisnah, überzeugend und spart nicht nur Kosten, sondern kann auch eine Einnahmequelle sein (☞ 2.3.1).
▶ MitarbeiterInnen gewinnen, die ihre Erfahrungen wiederum anderen vermitteln und weitergeben können. Die besten Experten sind oft eigene MitarbeiterInnen.

1.3.6 Nichts geht ohne Mittel und Kontakte

Unterstützung holen sich die Initiatorinnen für Freiwilligenarbeit anfangs besonders beim KDA, das vor Beginn irgend welcher Aktivitäten zunächst die Fortbildungskosten für die ersten Freiwilligen übernahm. Dies war jedoch nur möglich, weil bereits Konzepte und Anträge vorgelegt werden konnten, die deutlich machten, Freiwillige wollen hier in innovativen, zukunftsweisenden Pilotprojekten alte Menschen unterstützen.

In **Anträgen** muss u. a. belegbar sein,
- welche Voraussetzungen in der Einrichtung vorhanden sind
- welche Ziele es gibt
- welche inhaltlichen Schritte vorgesehen sind
- welche Qualifikation die Antragsteller haben
- wie das Controlling erfolgen kann.

Den nicht geringen Aufwand zur anfänglichen Recherche sowie zur inhaltlichen und konzeptionellen Gestaltung von Projektvorhaben mit Freiwilligen übernahm die Einrichtungsleiterin.

Tipps für die Praxis

Um Geldgeber und Sponsoren zu gewinnen, sind neben Engagement und Überzeugungskraft klare Konzepte und vielfältige Kontakte nötig, die ohne Berührungsängste und Scheu vor Öffentlichkeit zu nutzen sind.

Fallbeispiel

Alice Fröhlich scheut keine Hürde, wenn es gilt, Sponsoren zu gewinnen. Wie selbstverständlich trat sie in der Fernsehsendung „Der große Preis" auf, um auch hier das Bewusstsein für Altenpflege zu wecken. Mit ihrem Gewinn von 30000 DM gab sie schließlich den Anstoß für ein neues Projekt, den Garten der Sinne für demenziell veränderte Menschen im Lotte Lemke Haus (☞ 1.9).

Inzwischen gibt es mehrere Freiwillige, die sich speziell dafür verantwortlich fühlen, Sponsoren zu gewinnen und zu betreuen. Allein für den Garten der Sinne (☞ 1.9) ist es gelungen mehr als 50 000 Euro „reinzuholen". Keinen Zweifel gibt es im Lotte Lemke Zentrum, dass es auch in der heutigen Zeit genug Sponsoren gibt (☞ 3.3.3).
Vor jedem Schritt – so auch beim Gewinnen von Sponsoren – muss jedoch ein klares, **überzeugendes Konzept** stehen.

Sponsoring ist im Gegensatz zum Spenden ein „Geschäft". Der Sponsor gibt in der Regel sein Geld für einen guten

Zweck. Dafür wird sein Name als Sponsor öffentlich genannt
(☞ Kap. 3).

Der Erfolg bei der Suche nach Sponsoren für Altenpflegeprojekte
wird im Lotte Lemke Zentrum folgendermaßen begründet: „Die
meisten Leute, auch Sponsoren sind mit Altenpflege direkt oder in-
direkt selbst durch Angehörige betroffen. Deshalb ist das persönliche
Gespräch, der persönliche Kontakt ganz wichtig." Wichtige Schritte
für den Kontakt zu Sponsoren sind erfahrungsgemäß (☞ 3.3):

- Einen **Brief** formulieren, in dem sich die Absender vorstellen mit
  kurzer, klarer **Vorinformation** zum geplanten Projekt, für das sie
  interessieren möchten.
- Wichtige Informationen zur Finanzierung des geplanten Projektes geben. Immer müssen für Projekte 20 Prozent Eigenanteil
  erbracht werden, für die Sponsoren zu gewinnen sind.
- Klar begründen, warum das Projekt wichtig ist, dazu gehören
  auch fachliche Informationen, z. B. zu demenziellen Erkrankungen und innovativen Betreuungskonzepten.
- Fundierte Pläne vorlegen über z. B. bauliche Veränderungen und
  deren fachliche Absicherung.
- Nach diesen schriftlichen Vorinformationen etwas Zeit verstrei-
  chen lassen bis zum nächsten Schritt: Telefonische **Terminver-
  einbarung** für ein Gespräch mit dem Adressaten.
- Im folgenden **Gespräch** ist es wichtig, fundiert zu überzeugen.
  Dem möglichen Sponsor muss deutlich werden, warum gerade
  diese Projekt unterstützungswürdig ist und warum es auch für
  ihn positiv ist, im Zusammenhang mit dieser Einrichtung und
  diesem Projekt namentlich genannt zu werden.
- Klar benennen, was die Einrichtung dem Sponsor bieten kann,
  z. B. öffentliche Namensnennung auf Tafeln, **Einladung** zur offi-
  ziellen Eröffnung eines Projektes mit öffentlicher Übergabe oder
  Nennung der Spendensumme, gezielte Erwähnung aller Spender, die geholfen haben
- **Dank** und weiterhin regelmäßige **Kontaktpflege** über z. B. Jah-
  resbriefe, Hauszeitung. Jeder Sponsor möchte schließlich wissen,
  was aus seiner Spende geworden ist!

1

🐾 *Tipps für die Praxis*

Sponsoren gewinnen heißt u. a.:

▶ Interesse wecken können mit kurzer und klarer Information
▶ Dran bleiben, nicht abwarten, sondern selbst aktiv werden
▶ Überzeugen können im Gespräch, d. h. gute Argumente haben, spontan, charmant, klar und selbst begeistert sein
▶ Menschen über ihre persönliche Betroffenheit erreichen
▶ Sein Gegenüber ernst nehmen und belegbare Informationen vorweisen können
▶ Auf zukunftsweisende und verallgemeinerungswürdige Möglichkeiten des Anliegens hinweisen (Pilotprojekte)
▶ Dank und regelmäßige Weiterinformation bewusst einsetzen
▶ Kontakte nutzen und pflegen, z. B. bei Veranstaltungen Adressenlisten nicht vergessen.

1.4 Vom Arbeitsamt geförderte MitarbeiterInnen

Zu den Stärken des Leitungsteams am Lotte Lemke Haus zählt es, Initiativen und Ressourcen freizusetzen und zu gemeinsamen Aktivitäten zu Gunsten alter Menschen zu bündeln. Das Potenzial aller Engagierten, das hier gemeinsam viele Projekte zum Nutzen der BewohnerInnen trägt, besteht aus drei Gruppen,

• dem Stamm der festangestellte MitarbeiterInnen der Einrichtung
• dem Freiwilligen Sozialen Dienst
• der Gruppe der vom Arbeitsamt geförderten MitarbeiterInnen mit zeitbegrenzten Verträgen.

Weil Möglichkeiten genutzt werden, über das Arbeitsamt zusätzliche MitarbeiterInnen zu gewinnen, sind im Lotte Lemke Haus Personalsorgen kaum ein Thema.

Momentan zählen zu der Gruppe, der vom Arbeitsamt geförderten und zusätzlich einsetzbaren MitarbeiterInnen ca. 17 Personen unterschiedlicher Qualifikation. Obwohl in den Bundesländern die Gesetzgebungen zur Förderung nicht einheitlich sind, sollen

1

hier die drei Finanzierungsmodelle für Bremerhaven erwähnt werden:

■ *Arbeitsbeschaffungsmaßnahme (ABM)*

Für Personen mit ABM-Förderung übernimmt das Arbeitsamt sowie in Bremerhaven das Amt für kommunale Arbeitspolitik die Finanzierung für ein Jahr vollständig. Um Menschen in dieser Maßnahme vermittelt zu bekommen, müssen Anträge an das Arbeitsamt gestellt werden, aus denen klar ersichtlich ist:

• Welche Aufgabe soll die Person übernehmen außerhalb der von der Einrichtung zu erbringenden Leistungen?
• Welches Interesse, welcher Sinn und Zweck stehen dahinter?

 Damit nicht der Eindruck entsteht, hier werden Arbeitsplätze mit ABM Kräften besetzt, dürfen diese keinesfalls für Aufgaben eingesetzt werden, die Pflegeheime oder andere Institutionen selbst erfüllen müssen. Es muss sich dabei um Aktivitäten handeln, die eine Einrichtung zusätzlich anbietet, aber ohne Unterstützung nicht leisten kann.

Haben sich die ABM Kräfte gut eingearbeitet und im Umgang mit alten Menschen bewährt, ist es nicht selten, dass die Einrichtung selbst nach einem Jahr einen Arbeitsplatz anbieten kann.

Fallbeispiel
Wolfgang Krummel, gelernter Werftarbeiter, wurde als ABM-Kraft für soziale Betreuung der BewohnerInnen gewonnen. Regelmäßig betreute der Koch aus Leidenschaft in der Backstube (☞ 1.6.2) im Parterre von Haus Geest BewohnerInnen beim Kuchenbacken für den Nachmittagskaffee. Aus gesundheitlichen Gründen konnte der „Chef` der Backstube nicht wie geplant nach einem Jahr fest eingestellt werden. Doch inzwischen fand sich eine neue ABM-Mitarbeiterin für dieses Amt.

1

■ *Strukturanpassungsmaßnahme (SAM) und*
   Eingliederungszuschuss für Langzeitarbeitslose (EGZ)

Personen, die von Arbeitsamt über SAM gefördert werden, sind
besonders in wirtschaftlich strukturschwachen Gebieten, wie dem
Land Bremen, zu finden.

- Personen mit SAM-Förderung können bis zu drei Jahre
  vom Arbeitsamt mitfinanziert werden, allerdings hat die
  Einrichtung einen Eigenanteil an Personalkosten zu zahlen.
- EGZ-Förderung zur Wiedereingliederung Langzeitarbeits-
  loser kann als Maßnahme bis zu fünf Jahren möglich sein,
  der Zuschuss für die Einrichtung verringert sich jedoch
  von Jahr zu Jahr.

Weil die Zusammenarbeit zwischen der Leitung des Lotte Lemke
Hauses und dem Arbeitsamt sehr gut ist, finden die MitarbeiterInnen des Lotte Lemke Hauses hier häufig Unterstützung. Natürlich
verfügt jedes Arbeitsamt über ein festes Budget für die oben
genannten Fördermaßnahmen. Doch bei zunehmend knapperen
Mitteln erhalten schließlich die Vorhaben Unterstützung, die vom
Sinn ihres Anliegens überzeugen können.

 Tipps für die Praxis

Die Zusammenarbeit mit dem Arbeitsamt hat gute Erfolgschancen
bei
▶ regelmäßiger Kontaktpflege
▶ festen Ansprechpartnern
▶ gut begründeten und interessanten Projektvorhaben
▶ an den Zielen des Arbeitsamtes angepassten Anliegen.

Die Einsatzgebiete der 17 MitarbeiterInnen im Lotte Lemke Haus,
die über ABM, SAM und EGZ gefördert werden, lassen sich unter
dem Dachbegriff **Sozialbetreuung** zusammenfassen und sind von

einer fest angestellten Sozialbetreuerin nicht zu leisten. Im Lotte Lemke Haus sind Menschen z. B. eingesetzt für

- Angehörigenkontakte (☞ 1.7)
- Backstubenarbeit (☞ 1.6.2)
- Angebot von Ausflügen und anderen Gruppenaktivitäten mit BewohnerInnen
- Gestaltung von persönlichen Festen und Gedenktagen mit BewohnerInnen
- Angebot von Veranstaltungen im hauseigenen Café „Sammeltasse" (☞ 1.5)
- Gerontopsychiatrische Gruppen- und Einzelangebote für Demenzkranke.

Fallbeispiel
*Zwei ABM-MitarbeiterInnen, die als Sozialarbeiterin bzw. Sozialtherapeutin gerontopsychiatrische Grundkenntnisse mitbrachten, trifft man täglich zur gleichen Zeit im Haus Marsch mit einer Gruppe Demenzkranker an. Im Rahmen von Biografiearbeit (☞ 1.7) haben sie mit BewohnerInnen heute so genannte **Erinnerungskisten** geöffnet. Eine Bewohnerin kramt mit der Betreuerin in ihrer ganz persönlichen Kiste, in der sie Fotos und Lieblingsgegenstände aus ihrer Vergangenheit findet. Wieder einmal holt sie eine Flasche „Kölnisch Wasser" hervor. Der Duft regt sie an, sich nun zu schmücken, denn in ihrer Kiste findet sie auch eine Kette und die Brosche, die sie zu Festtagen immer getragen hat. Gemeinsam reden jetzt alle über die kommenden Feiertage. Wenn die Gruppe einmal nicht stattfinden könne, würden die BewohnerInnen sofort unruhig, sagen die Pflegenden im Haus. Die feste Struktur und die sehr individuelle Ansprache schaffe ihnen viel Geborgenheit.*

1.5 Café Sammeltasse

Hier fühlen sich alle wohl. BewohnerInnen mit ihren Angehörigen, MitarbeiterInnen und Gäste. Das Café Sammeltasse ist ein gesondert liegendes Restaurant innerhalb der Einrichtung. Helle, freundliche Räume mit großen Fenstern zum Garten laden zum Verweilen ein.

1

Hierher liefert die Küche das Mittagessen für BewohnerInnen, wenn diese es wünschen. Auch MitarbeiterInnen und Gäste bekommen für 3–4 Euro ein schmackhafte Mittagessen mit Nachtisch serviert. Bewusst ist das Café auf unterschiedliche Zielgruppen eingerichtet. So erleben sich die hier speisenden BewohnerInnen nicht ausgeschlossen, sondern im Zentrum von Gästen. Unangemeldet können hier Angehörige essen. Alleinstehende Menschen aus der näheren Umgebung der Einrichtung kommen gern, wenn sie für sich nicht kochen mögen, aber auch das Personal vom gegenüberliegenden Gesundheitsamt speist hier gern und regelmäßig.

Fallbeispiel
Auch nachmittags duftet es oft lecker im Café Sammeltasse. Dann haben die vielen Freiwilligen gerade wieder für und mit BewohnerInnen und deren Gästen Waffeln gebacken, die mit warmen Kirschen oder auch Eis serviert werden.

Zwei zusätzliche MitarbeiterInnen, die über SAM und ABM (☞ 1.4) finanziert werden, sind im Café für zusätzliche Angebote

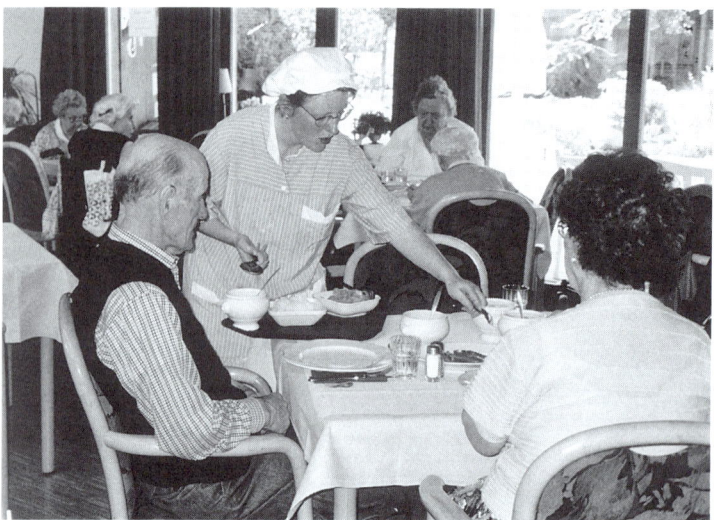

Abb. 1: Mittagessen im Café Sammeltasse

1

und Veranstaltungen im Rahmen des Kultur Cafés zuständig. Gern erinnert man sich hier z. B. an die Biografielesung einer Bewohnerin, die sie organisiert haben. Andere Veranstaltungen, die hier regelmäßig stattfinden, sind beispielsweise:

- Spielabende
- Musikveranstaltungen
- Lesungen
- Ausstellungen.

Fallbeispiel
Großen Anklang weit über die Einrichtung hinaus fand die Poesie-
albenausstellung im Café Sammeltasse. BewohnerInnen und andere
Spender hatten hierfür ihre Erinnerungsstücke zur Verfügung
gestellt. Viel Spaß und Heiterkeit gab es mit so manchem Ausstel-
lungsstück. Schmunzelnd erinnerten sich Betrachter an tugendhafte
Poesiesprüche als Lebensmaxime für junge Mädchen: „Sei wie ein
Veilchen im Moose, bescheiden, sittsam und still, und nicht wie die
stolze Rose, die immer bewundert sein will!" Sammlerherzen schlugen
höher bei zierlichen, goldbunten Engel-Lackbildern zur Umrahmung
herziger Poesie.

Das Café Sammeltasse müsste bis auf die Mittagsmahlzeit geschlossen bleiben, wenn nicht zusätzliche MitarbeiterInnen und Freiwillige hier regelmäßig im Einsatz wären. Sie versorgen Gäste am Nachmittag, laden zu Veranstaltungen weit über den Rahmen der Einrichtung hinaus ein und machen auf diese Weise Öffentlichkeitsarbeit, die wiederum neue Kontakte ermöglicht.

Fallbeispiel
Zur Zeit bereitet eine Freiwillige eine Ausstellung zum Thema Schule
in alten Zeiten vor. Eine alte Schulbank ist bereits vorhanden. Auf
ihr werden alte Puppen in der Kleidung früherer Zeiten sitzen. Ein
Lehrer vom Schulhistorischen Museum gestaltet mit BewohnerInnen
eine Schulstunde wie vor hundert Jahren. Alte Schulbücher, Tafeln
und Ranzen lassen Erinnerungen an vergangene Zeiten wieder leben-
dig werden und laden zum Gedankenaustausch ein.

1

1.6 Die historische Küchenecke und die neue Backstube

1.6.1 Das Preisausschreiben

Ideen haben Pflegende im Lotte Lemke Haus ständig. Eine davon nahm konkrete Formen an, als ein Wettbewerb des Senats dazu anregte, Lebensbereiche in Altenheimen umzugestalten, damit sich die BewohnerInnen wohl fühlen können.

 Tipps für die Praxis

▶ Wettbewerbe und interessante Ausschreibungen für Pflegeeinrichtungen können Anstoß geben für neue Ideen und Projekte.
▶ Übergeordnete Institutionen, Verbände, Vereine und Stiftungen können hier durch finanziellen Anreiz oder Sachspenden Signale setzen und Aktivitäten anregen.

Bereichsleiter Rainer Bredemeyer und sein Team im Haus Geest machten sich Gedanken, entwarfen, sammelten, kramten und gestalteten. Schließlich hatten sie alles beisammen: Im Eingangsbereich des Hauses gibt es nun auf der Basis von Sachspenden eine prachtvolle Küchenecke nach altem Vorbild. Ein längst verloren gegangener Lebensbereich ist für viele BewohnerInnen wieder lebendig geworden.

Der alte Kohleherd mit blitzblank geputzten Kochtöpfen, Kellen, altem Küchengerät und Holzscheiten in der Ecke lädt im Eingangsbereich von Haus Geest nun Vorbeigehende zum Staunen und Anfassen ein. Die bisher kaum genutzte Ecke ist längst Orientierungspunkt geworden und regt an, hier zum Nachsinnen und Plauschen über Erinnerungen an vergangene Zeiten stehen zu bleiben. Gern erklärt eine Bewohnerin hier ihren Besuchern, wie sie einst als Küchenmädchen den Herd heizte und Töpfe blank putzte.

Im Eingangsbereich des Hauses Geest gibt es, angeregt durch das Preisausschreiben, nun immer etwas zu sehen und zu bestaunen. Gern bleibt so mancher Bewohner oder Gast stehen, um vergangenen Zeiten wieder auf die Spur zu kommen oder sich zu vergewissern, „das auch alles in der Küche seine Ordnung hat".

Mit ihrem Küchenprojekt gewannen die MitarbeiterInnen des Lotte Lemke Hauses im Jahr 2000 den Hauptpreis bei der Ausschreibung des Senates Bremen für innovative Projekte.

1.6.2 Backen als Gruppenerlebnis

Den Preis für das Küchenprojekt nutzten die MitarbeiterInnen für ihre nächste Idee: Bereits 1991 entstand bei den Pflegenden im Haus Geest das Konzept zum „Backen als Gruppenerlebnis für Bewohner". Leitgedanke hierfür war, an hauswirtschaftliche Restfähigkeiten anzuknüpfen und so für die überwiegend weiblichen Bewohner Möglichkeiten zum selbstständigen Backen und Kochen zu schaffen. Mit dem Preisgeld war die Grundlage geschaffen für den Bau einer Backstube genau gegenüber der Küchenecke.
Der Fachwerkbau des Hauses bot hier beste Möglichkeiten, die Backstube offen zum Einsehen für alle Vorbeigehenden zu gestalten.

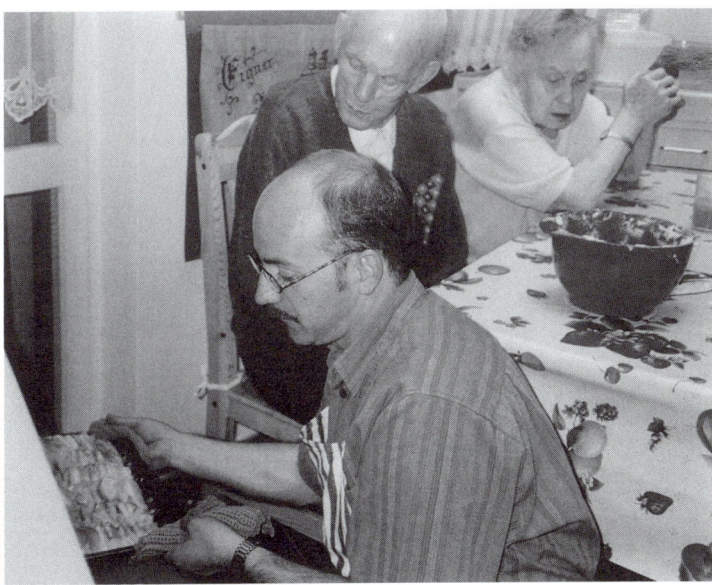

Abb. 2: Ein von den BewohnerInnen selbst gebackener Kuchen wird aus dem Ofen der Backstube des Lotte Lemke Hauses geholt.

1

Es ist Dienstag 10.30 Uhr, auf allen Fluren im Haus Geest duftet es nach frisch gebackenem Apfelkuchen. In der nach drei Seiten hin offenen Backstube schält Wolfgang Krummel, ABM-Kraft und ehemaliger Metallarbeiter, gemeinsam mit BewohnerInnen Äpfel für das nächste Blech Apfelkuchen, der zum Nachmittag für alle BewohnerInnen auf dem Kaffeetisch stehen wird. Der Betreuer ist regelmäßig hier umringt von alten Menschen, die gern mit ihm in der Backstube werkeln, „weil es da immer nach Festtag riecht und auch etwas zu tun gibt für sie."

Noch im Jahr 2000 wurde die Backstube fertig. Sie ist längst beliebter Mittelpunkt des Hauses Geest, in dem BewohnerInnen fast täglich beim Backen oder Kochen helfen. Die MitarbeiterInnen selbst haben in vielen Stunden freiwilliger Arbeit dieses Kleinod geschaffen, bei technischen Einzelfragen half der Hausmeister. Viele Sachspenden ergänzten die Einrichtung. Doch zusätzliches Geld war nötig. Für die Ausstattung gab es schließlich neben dem Preis für die Küchenecke von der Stadt Bremerhaven finanzielle Unterstützung aus dem Topf für ABM-Sachmittel. Auch die Stelle für eine ABM-Kraft als Betreuung in der Backstube konnte geschaffen werden.

Gern wird in der Backstube nach alten Rezepten gebacken, das deftige Schwarzbrot, dass auch MitarbeiterInnen gegen ein kleines Entgelt mit nach Hause nehmen dürfen, ist ein Renner. Überhaupt, der Duft aus dieser offenen Mitte! Wenn er durchs ganze Haus bis in die Zimmer der dritten Etage zieht, beginnt auch dort das Rätseln, was denn gerade wohl wieder im Backofen gedeiht. Nicht nur die Frauen sind es, die nun beginnen, alte Rezepte und schöne Erinnerungen an Feiern mit leckerem Kuchen auszutauschen, auch der sonst schweigsame ehemalige Koch eines Hochseeschiffes ist regelmäßig in der Backstube anzutreffen. Tipps und Kochrezepte lässt er sich dann ebenso gern entlocken wie manche spannende Geschichte vom Leben auf See.

1.7 Angehörigenkontakt

Aus dem FSD heraus entwickelte sich 1996 eine Angehörigenkontaktgruppe unter Leitung von zwei hauptamtlichen ABM Kräften. Mitglieder dieser Kontaktgruppe fühlten sich speziell für die „Betreuung" von Angehörigen verantwortlich, weil diese, wie immer wieder betont wird, „Riesenprobleme haben, aber oft unten durch fallen". Ziel einer solchen Kontaktgruppe kann es sein,

- Angehörige mit ihren Sorgen ernst zu nehmen und aufzufangen
- Kontakt und Gesprächsmöglichkeiten mit anderen Angehörigen möglich zu machen, die in ähnlicher Weise betroffen sind
- Einzelkontakte und Gesprächsangebote bereitzuhalten
- Angehörigentreffen zu organisieren
- Informationsveranstaltungen und Vorträge zu regelmäßig wiederkehrenden Themen anzubieten.

Mitglieder der 4–5-köpfigen Gruppe versuchen deshalb, mit Angehörigen bereits bei Aufnahme eines Bewohners in Kontakt zu kommen. „Wir versuchen sie dort aufzufangen, wo sie gerade mit ihren Gefühlen sind. Das heißt, wir validieren", so die Leiterin des FSD.

Fallbeispiel
Auszug aus einem ersten, von der Kontaktgruppe 1996 erarbeiteten
Infoblatt für Angehörige:
„In der Regel ist der Umzug eines Familienmitgliedes ins Pflegeheim auch für Angehörige ein einschneidendes Ereignis. Zeiten von Trauer und Hilflosigkeit gehen oft voraus. Die Zeit nach dem Umzug ist oft sehr schwer. Auch für zurückbleibende Menschen hat eine so große Änderung manchmal den Charakter von „neu beginnen müssen".
Viele Menschen haben in einer solchen Lage das Bedürfnis, über die Änderungen, Gefühle und Fragen zu sprechen. Die Hemmschwelle ist jedoch manchmal sehr hoch. Im Lotte Lemke Haus gibt es deshalb eine Angehörigen-Gruppe, wenn Sie möchten, nehmen Sie gern Kontakt zu uns auf. Ein Zeichen genügt, bitte geben Sie uns Bescheid."

Gefühle der Schuld, Leere, Ohnmacht, Misstrauen, aber auch Erleichterung treten oft bei Angehörigen ein, wenn ein Umzug ins

1

Pflegeheim vollzogen ist. Sehr hilfreich wurde deshalb von vielen das Angebot zu Begegnungen im Lotte Lemke Haus oder auch in ungezwungener Atmosphäre außerhalb der Einrichtung empfunden.

Unter dem Namen **Angehörigenbegleitung** haben 1999 Heike Krämer und eine Sozialwissenschaftlerin die Angehörigenarbeit der Kontaktgruppe weitergeführt. Beide waren bereits in Kommunikation geschult. Heike Krämer, die einst in der psychiatrischen Pflege tätig war, ist über ABM-Mittel dazu gekommen. Inzwischen wird sie über SAM (☞ 1.4) finanziert und ist mit einer 30-Stunden-Stelle für die Angehörigenbegleitung verantwortlich. Sie arbeitet mit Unterstützung durch Angehörige, die als Freiwillige wiederum in den drei Pflegehäusern tätig sind. Ihre Aufgaben für Angehörige beschreibt sie:

- Schon bei unverbindlichen Anmeldungen und Erstkontakt-Gesprächen anwesend sein
- Über Angehörigenbetreuung informieren
- Gespräche und Unterstützung anbieten
- Am Tag des Bewohnereinzugs anwesend sein und Aufgaben nach Bedarf übernehmen
- Angehörige in der Phase des Umzugs mit Entlastungsgesprächen begleiten
- Biografiearbeit mit Angehörigen demenziell erkrankter BewohnerInnen übernehmen
- Informationsmaterial für Angehörigen erarbeiten
- Angehörigenabende organisieren und leiten
- Angehörige über andere Veranstaltungen der Einrichtung informieren
- Kontakte zum Pflegepersonal und zum FSD pflegen
- Dokumentation der Gesprächstermine mit Angehörigen in der Pflegedokumentation.

 Tipps für die Praxis

▶ Angehörige brauchen Struktur und gleiche Bezugspersonen für ihre Fragen und Probleme
▶ „Angehörige haben immer recht", d. h. ihre Probleme und Anfragen müssen von professionellen Betreuern ernst genommen

und angemessen validiert werden, statt dass diese sich rechtfertigen

▶ Je klarer der Rahmen für Gespräche, um so größer ist die Chance, plötzliche und gefühlsbetonte „Explosionen" auf beiden Seiten zu vermeiden

▶ Angehörige sollen wissen, dass Gesprächen „zwischen Tür und Angel" niemandem gerecht werden.

Natürlich kann Angehörigenarbeit auch bedeuten, über den Staub in einer Ecke zu reden, der sie stört, oder über das Essen, das ihnen nicht gefällt. Doch professionelle Gesprächsführung bedeutet, zu verstehen und zu reflektieren, was hinter Vorwürfen stecken kann und welche Unterstützung auch Angehörige benötigen.

Die **Bilanz der Angehörigenbegleitung** kann sich sehen lassen:

• In der Regel erlebt die Mitarbeiterin positive Resonanz auf Angebote zum Gespräch in der Einzugsphase. In dieser Phase werden gern ca. fünf Entlastungsgespräche im ein- bis zweiwöchigem Abstand in Anspruch genommen.

• Von September 1999 bis Januar 2002 wurden von der Angehörigenbegleitung 35 Angehörigenabenden angeboten. Die Angehörigenabenden wurden von 252 Angehörigen besucht, das sind 7,2 Angehörige durchschnittlich für 120 BewohnerInnen, diese Zahl ist erfahrungsgemäß realistisch.

Nach einer Eingewöhnungsphase auch für die Angehörigen finden mehrere Termine für die Biografiearbeit Demenzkranker statt. Die Daten und Materialien, die von der Mitarbeiterin der Angehörigenbegleitung mit den Angehörigen gemeinsam zusammengestellt werden, werden der Pflegestation zur Verfügung gestellt.

Tipps für die Praxis

▶ Erinnerungskisten als wichtiger Bestandteil für die tägliche Arbeit mit Demenzkranken gemeinsam mit Angehörigen zusammen stellen (☞ 1.4).

▶ Angehörige sollten nicht mit einen Blatt Papier nach Hause geschickt werden, grundsätzlich sollte das Angebot bestehen, gemeinsam an der Biografie eines Bewohners zu arbeiten.

1

▶ Nie fordern, dass Angehörige den Kontakt zu den im Pflegeheim wohnenden Familienmitgliedern aufrecht erhalten, sondern verstehen, was sie benötigen. Angehörige haben das Recht, jemand aus den Händen zu geben und sich zurück zu ziehen.

▶ Der Umgang mit Angehörigen muss wertfrei sein.

▶ BewohnerInnen nicht „entmündigen", sondern in Angehörigenkontakte einbeziehen.

Angehörigenabende

• Die nächste Jahresplanung sieht sechs Angehörigenabende vor.

• Grundsätzlich bereitet die Angehörigenbetreuerin die Abende vor, lädt ein und informiert über Aushänge, Rundschreiben sowie in der regelmäßigen Hauszeitschrift.

• Bereichsleitungen nehmen an der Veranstaltung teil, um Fragen zu einzelnen Bewohnern beantworten zu können.

• Das Protokoll der Veranstaltung wird von der Angehörigenbegleiterin geschrieben und steht zur Einsicht in einem gesonderten Ordner allen Angehörigen zur Verfügung.

• Es gibt keine festen Themen, sondern erfahrungsgemäß suchen Angehörige eher
  – Austausch untereinander
  – gegenseitiges Kennenlernen
  – Mitteilen von Erfahrungen und Bedürfnissen
  – Gespräch über Belastung und Möglichkeiten zur Entlastung.

Zusätzlich bietet die Einrichtung für Angehörige die Teilnahme an Fortbildungsveranstaltungen (☞ 1.3.4) und Informationsveranstaltungen an, z. B.

• Vorträge zum Betreuungsrecht durch MitarbeiterInnen des Amtsgerichtes

• Arztvorträge zu unterschiedlichen Erkrankungen.

 Tipps für die Praxis

Damit Angehörigenkontakt funktioniert, bedarf es

▶ sozialer und kommunikativer Kompetenz der BetreuerInnen, Empathiefähigkeit

▶ wertfreier und unterstützender Begleitung Angehöriger

▶ regelmäßiger Kommunikation mit Bezugspersonen und BewohnerInnen gemeinsam

▶ räumlicher Voraussetzungen, Möglichkeiten und Fähigkeiten zur Arbeit mit dem Computer

▶ regelmäßiger Zusammenarbeit im Leitungsteam.

1.8 Projekte mit SchülerInnen als Freiwillige

MitarbeiterInnen des FSD bemühen sich seit einiger Zeit erfolgreich, SchülerInnen für die Arbeit mit alten Menschen zu interessieren. Hinter ihrer Idee, auf junge Menschen zuzugehen, steht der Gedanke, dass die Jugendlichen von heute künftig die Probleme einer immer älter werdenden Gesellschaft auffangen müssen. Sie sind es, die einst die jetzt aktiven Freiwilligen und MitarbeiterInnen ablösen sollen. Doch wer befähigt sie dazu, fragen mehr und mehr besorgte Stimmen.

Freiwillige begründen die Arbeit mit SchülerInnen: „Wir wollen SchülerInnen an den Umgang mit alten Menschen heranführen, weil die Generation jetzt junger Menschen in der Regel soziale Kompetenz weder in ihren Familien noch in der Schule angemessen erlernt."

Nach etwa einem halben Jahr konzeptioneller Vorbereitung ist es seit einigen Monaten gelungen, eine festes Projekt mit SchülerInnen in die Arbeit des Lotte Lemke Hauses zu integrieren. Zur Gruppe gehören inzwischen sieben fest mitarbeitende Schüler-Freiwillige im Alter zwischen 11 und 16 Jahren, die wiederum von Freiwilligen betreut werden. Den Initiatorinnen des Projektes geht es in erster Linie darum, dass die SchülerInnen

● Betreuung alter Menschen kennen und verstehen lernen

● Erfahrungen im Umgang mit alten Menschen gewinnen

● Begegnung erleben mit alten Menschen und deren BetreuerInnen

● Motiviert werden, sich selbst einzubringen.

1

Wie auch andere Freiwillige erleben die SchülerInnen, dass sie ernst genommen werden und wichtig sind:

- Sie werden in der Einrichtung altersgerecht mit Themen alter Menschen im Rahmen von Schulungen vertraut gemacht, z. B. mit Demenz.
- Sie werden von Freiwilligen beim Kennenlernen der Einrichtung und seiner Angebote begleitet.
- Sie begleiten selbst Freiwillige im Einzelkontakt zu alten Menschen.
- Sie übernehmen eigene, begrenzte Aufgaben, z. B. betreut ein Schüler eigenverantwortlich die Meerschweinchen des Hauses.
- Sie üben sich in Gesprächsführung oder Reflexion ihres Engagements.

Noch steckt das Projekt in den Kinderschuhen, es ist zu früh, erste Erfahrungen auszuwerten, doch der Gedanke, junge und alte Menschen miteinander auch in Alteneinrichtungen in Kontakt zu bringen, sollte jetzt schon zum Nachdenken und Nachahmen einladen (☞ 2.4).

■ *Jugendprojekt als Qualifizierungsmaßnahme*

Zusätzlich zur regulären praktischen Ausbildung von AltenpflegerInnen, die im Lotte Lemke Haus in Zusammenarbeit mit der Altenpflegeschule schon immer erfolgte, und auch zusätzlich zum Einsatz von Zivis gibt es seit November 2001 ein Projekt für die Qualifizierung Jugendlicher. Dabei werden Jugendliche im Alter zwischen 18 und 25 Jahren, die ohne Ausbildungsplatz sind, in Kooperation zwischen der Volkshochschule des Landkreises und dem Lotte Lemke Haus ein Jahr lang ausgebildet in:

- Sozialbetreuung
- Hauswirtschaft
- Pflege.

Das Konzept dieser Qualifizierungsmaßnahme wurde von beiden Trägern gemeinsam mit klarer Aufgabenteilung entwickelt. Die praktische Ausbildung erfolgt im Lotte Lemke Haus, der theoretische Anteil einschließlich sozialpädagogischer Begleitung wird von der Volkshochschule realisiert.

Tipps für die Praxis

▶ Junge Menschen als Potenzial künftiger MitarbeiterInnen und Freiwilliger anerkennen.

▶ Kontakte zu jungen Menschen knüpfen, um Brücken zu bauen zwischen den Generationen (☞ 2.4) und um Verständnis und Unterstützung zu gewinnen für die eigene Arbeit.

Die Maßnahme ist genau angepasst an Aufgaben künftiger Pflegehelferinnen, betonen die Initiatorinnen. Betreuung alter Menschen wollen sie nicht auf Pflegetätigkeiten reduziert sehen, immer seien auch Sozialbetreuung und hauswirtschaftliche Tätigkeiten erforderlich, für die Helferinnen jedoch ebenso Ausbildung und Kompetenz benötigen.

Die einjährige Qualifizierungsmaßnahme im Lotte Lemke Haus wird mit einer Prüfung im theoretischen und praktischen Teil abgeschlossen. Es handelt sich dabei um einen nichtstaatlichen Abschluss auf der Helferebene. Die Theorie umfasst sämtliche Unterrichtsfächer, wobei der Schwerpunkt im Fach Pflege liegt.

Während der Ausbildung sind die TeilnehmerInnen jeweils drei Wochen im Praktikum im Lotte Lemke Haus und eine Woche zum theoretischen Unterricht in der Volkshochschule.

Während der Praktika arbeiten die SchülerInnen unter Anleitung der Pflegekräfte in den drei Pflegehäusern der Einrichtung. Zusätzlich werden sie in der Praxis von einer Sozialpädagogin der Volkshochschule, die bereits Erfahrung in der Ausbildung von AltenpflegehelferInnen hat, mit regelmäßigen Reflexionsgesprächen begleitet.

Fallbeispiel

Anja ist während ihres praktischen Einsatzes an Grippe erkrankt, sie hat jedoch vergessen, der Einsatzstation Bescheid zu geben und ihre Bescheinigung vom Arzt lediglich an die Sozialpädagogin der Volkshochschule geschickt. Diese spricht vor Ort im Pflegeheim mit den MitarbeiterInnen über das Versäumnis von Anja. Nachdem diese wieder im Dienst ist, wird Anja zu einem Gespräch gebeten, um mit ihr über ihre Pflichten zu reden und sie auf die Folgen von Informationsversäumnissen hinzuweisen. Sie hat jetzt verstanden, warum die

1

MitarbeiterInnen im Pflegeheim von ihr rechtzeitige Abmeldung vom Dienst und Rückmeldung erwarten.

Im Modellprojekt haben neun Jugendliche die Qualifizierungsmaßnahme, die vom Arbeitsamt finanziert wird, begonnen, sie sind jeweils zu dritt während der Praxiseinsätze in einem der Pflegehäuser tätig. Auch hier gilt es, Erfahrungen zu sammeln. Die MitarbeiterInnen des Lotte Lemke Hauses sind überzeugt, dass sie auf dem richtigen Weg sind, den Nachwuchs für die Betreuung alter Menschen zu gewinnen und zu befähigen.

1.9 Der Garten der Sinne für Demenzkranke

Im Juni 2001 war er fertig. Ein Jahr konzeptionelle Arbeit und drei Jahre anstrengenden Teamworks waren erforderlich, einen der größten Sinnesgärten in Deutschland zu schaffen. Der Grundgedanke hierfür entwickelte sich aus dem Anliegen, die Lebenswelt demenzkranker BewohnerInnen zu verbessern und ihrem verstärktem Bewegungsdrang entsprechen zu können.

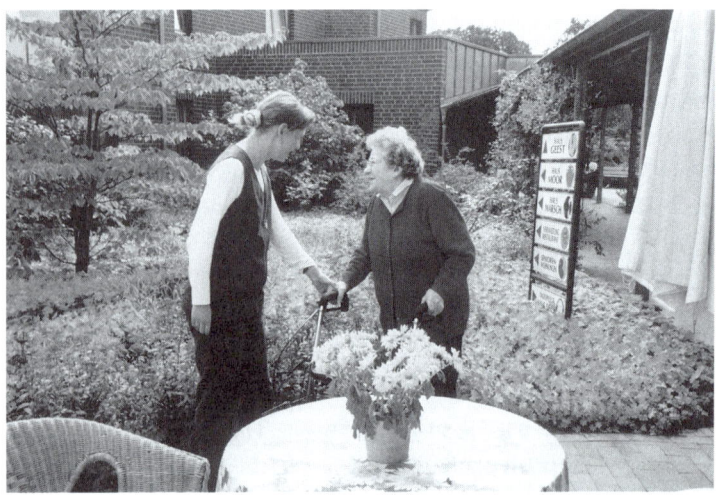

Abb. 3: Im Garten der Sinne

Der Garten speziell für Demenzkranke schließt inzwischen das ganze Gelände des Lotte Lemke Zentrums ein, er verbindet die Pflegehäuser, das Café Sammeltasse, die Tagespflege und Appartements des Betreuten Wohnens miteinander und wird von BewohnerInnen und MitarbeiterInnen gleichermaßen gern genutzt.

Durch geschützte Sinnesgärten werden Barrieren für BewohnerInnen abgebaut, es gibt für jeden Möglichkeiten, sich im Freien zu bewegen, ohne sich zu verlaufen. Demenzkranke können sich ohne Begleitung frei bewegen.

Im Sinnesgarten können die BewohnerInnen nicht nur ausruhen, bewusst werden beim Spaziergang auf den Rundwegen auch alle Sinne angeregt. Hören, Sehen, Riechen, Fühlen und auch Schmecken werden hier wieder zum Erlebnis:

- Auf einem Hochbeet aus Naturstein, das auch für Rollstuhlfahrer gut erreichbar ist, duften Kräuter, deren Namen plötzlich manchem Bewohner wieder gegenwärtig sind
- Holzfiguren und Findlinge laden zum Betasten ein
- Im rollstuhlbefahrbaren Brunnenrondell lassen sich BewohnerInnen gern das Wasser über die Hände plätschern
- Auf allen Wegen zwischen Blumen, Sträuchern und Bäumen ermuntern sorgfältig ausgesuchte Kunstobjekte zum Verweilen und Ausruhen
- Früchte, z. B. Erdbeeren, können geerntet und gekostet werden
- Erdstrahler bringen Pflanzen und Kunstobjekte ins rechte Licht
- Klangkörper und eine überdachte Vogelvoliere regen zum Horchen an.

Fallbeispiel

Seit kurzem steht zur Freude aller BewohnerInnen zu jeder Jahreszeit eine (fast) lebendige Kuh im Garten der Sinne. Das Tier aus Hartplastik wirkt so lebensecht, dass fremde Besucher schon manchmal irritiert sind und genauer hinsehen müssen. Zum Spaß aller muht die Kuh inbrünstig, sobald jemand in ihre Nähe kommt, dafür sorgt ein eingebauter Sensor.

Das Projekt wurde wegen seiner Einzigartigkeit, die in der Zusammenarbeit eines Altenheims mit Freiwilligen und dem Arbeitsamt besteht, vom (damals noch Bonner) Gesundheitsministerium finanziell unterstützt.

Zur Realisierung gehörten nach der konzeptionellen Arbeit **drei Phasen.**

Die **erste Phase** betraf die Recherche nach Fachleuten auf dem Gebiet von Sinnesgärten. Der Kontaktaufbau zum Gesundheitsministerium und zum Senat des Landes war erforderlich, eine Befürwortung des Projektes von dort war nötig. Es galt, das finanzielle Konzept zu erstellen. Gleichzeitig konnte bereits die Gestaltung des Gartens mit einem Architekten geplant werden. Zusätzlich waren Verhandlungen mit dem Arbeitsamt notwendig, um ABM-Kräfte für den Bau der Anlage zu Verfügung gestellt zu bekommen.

- Wichtige, unterstützende Beratung auch vor Ort fand das Team des Lotte Lemke Hauses im Alexianer-Krankenhaus Münster, einer Einrichtung zur Betreuung psychisch Kranker. Hier erhielten sie Hinweise und Unterstützung durch eine Landschaftsarchitektin, die als Gutachterin für Gestaltung von Sinnesgärten verantwortlich ist.
- Ebenso verfügt das KDA über MitarbeiterInnen, die bei der Gestaltung von Sinnesgärten beratend unterstützen.

In der **zweiten Phase** wurde im Lotte Lemke Haus nach Bewilligung des Projektes mit der Gestaltung des Gartens begonnen, auch wenn längst nicht alle Gelder gesichert waren. Auch die Aufträge für geplante Objekte konnten erteilt werden.

In die **dritte Phase** gehörte die endgültige Gestaltung des Gartens und Platzierung aller geplanten Objekte. Sie endete mit der feierlichen Einweihung des Gartens. Selbstverständlich war es, dass zu dem **Fest** nicht nur wichtige Personen aus Politik und Wirtschaft sowie Vertreter aller Medien geladen waren, sondern auch alle BewohnerInnen und Angehörige sowie alle, die mit körperlicher und geistiger Arbeit, ideeller und finanzieller Unterstützung zum Gelingen beigetragen hatten.

 Tipps für die Praxis

▶ Die Öffentlichkeit für neue Projekte interessieren

▶ Potenzielle Spender, Sponsoren und Medienvertreter zu Sommerfesten, Empfängen, Aktionstagen und Diskussionsforen einladen, dabei Fachlichkeit und Engagement einer Einrichtung deutlich machen

▶ Geldgeber, Helfer und andere Spender bei Veranstaltungen der Einrichtung öffentlich würdigen.

Die **Gesamtkosten** des Projektes, einschließlich der Finanzierung der ABM-Stellen lagen bei mehr als einer halben Millionen Euro. Wie solchen Summen zu beschaffen sind, welche Schritte von der Idee über die konzeptionellen Gestaltung bis hin zur inhaltlichen Umsetzung erforderlich sind, erfahren Interessierte ebenfalls in Seminaren, die im Lotte Lemke Zentrum angeboten werden (☞ 1.3.5).

Grundsätzlich stand die **Finanzierung** des Projektes von Beginn an auf vielen Säulen:

• Fördermittel des Bundesministeriums für Gesundheit

• Förderung durch das KDA (☞ 3.3.2)

• Förderung durch das Arbeitsamt in Form von ABM-Kräften

• Grundsätzlich müssen 20% Eigenanteil von der Einrichtung für Projektvorhaben erbracht werden. Dem Lotte Lemke Zentrum ist es in diesem Rahmen gelungen, ca. 70 000 Euro an Spendengeldern zusammenzubringen. Den Anstoß gab der Preis von 30 000 DM, den die Leiterin des FSD bei ihrem Auftritt in der Fernsehsendung „Der große Preis" gewann (☞ 1.3.6).

Die Finanzierung über EU-Mittel wurde von den Initiatorinnen im Lotte Lemke Zentrum zwar erwogen, aber nicht genutzt, weil Finanzierung von EU-Projekten auch immer aufwändige Anträge und Zusammenarbeit mit anderen Ländern voraussetzt.

1.10 Gemeinsam stark sein

Zusätzlich zu den hauptamtlichen MitarbeiterInnen und den 116 Freiwilligen, die in einem unabhängigen Verein als selbstständige PartnerInnen des Zentrums unter Leitung von sieben Freiwilligen tätig sind (☞ 1.3), gibt es eine Vielzahl wechselnder Arbeitskräfte, die vom Arbeitsamt mit unterschiedlicher Finanzierung für begrenzte Zeit zur Verfügung stehen (☞ 1.4). Außerdem engagieren sich Zivildienstleistende und AltenpflegeschülerInnen sowie Jugendliche in Qualifizierungsmaßnahmen (☞ 1.8) für die Arbeit im Lotte Lemke Zentrum.

Allen gemeinsam ist ihr Engagement für alte Menschen. Den Leitungsteams des Lotte Lemke Zentrum ist es gelungen alle diese Energien zu verknüpfen. Nicht nebeneinander oder gar gegeneinander, sondern miteinander werden sie zum Wohl alter Menschen tätig. In diesem Sinne verkörpert das Lotte Lemke Haus die künftige Organisationsform sozialer Arbeit.

Führungskräfte aller Ebenen im Lotte Lemke Haus haben es gemeinsam geschafft, Kreativität und Leidenschaften vieler Menschen für ein gemeinsames Ziel zu bündeln. Dazu gehörte auf Seiten der Leitungen Realitätssinn, Bewusstheit, Motivationsfähigkeit, Verantwortungsbereitschaft ebenso wie die Bereitschaft zur Übergabe von Verantwortung an andere.

Zur lang erprobten Grundphilosophie im Lotte Lemke Zentrum gehört es, jedes persönliche Engagement für alte Menschen als wertvolle Ergänzung zu sehen, statt es als Konkurrenz zu fürchten.

 Tipps für die Praxis

Teams, die erfolgreich miteinander arbeiten wollen, benötigen

▶ strukturierte, regelmäßige Kommunikation miteinander auf allen Ebenen
▶ uneingeschränkte gegenseitige Anerkennung
▶ Zeichen der Wertschätzung füreinander
▶ offene, sachliche Konfliktbearbeitung.

2

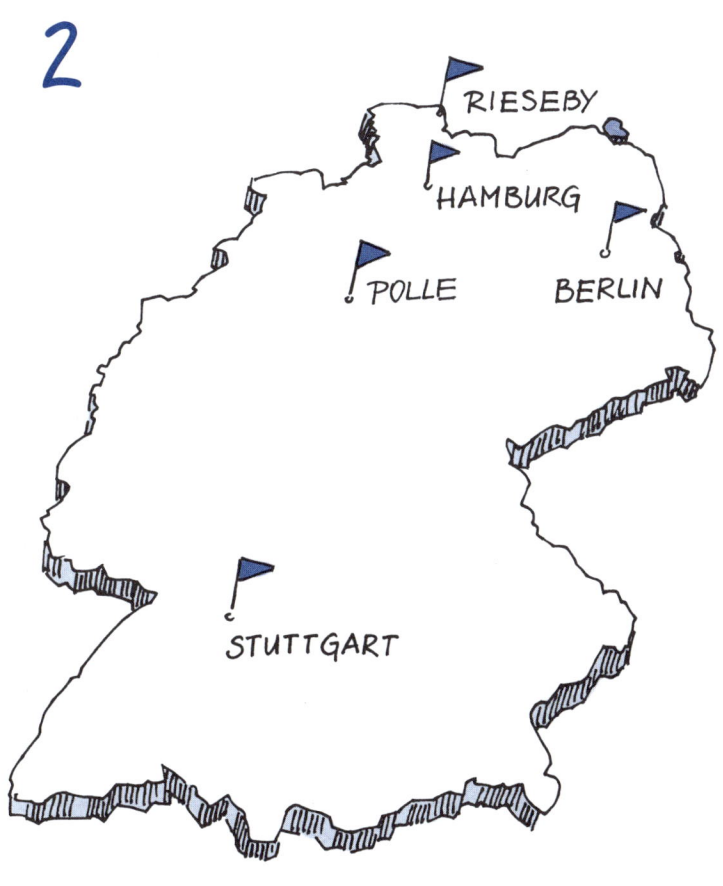

RIESEBY

HAMBURG

POLLE

BERLIN

STUTTGART

Bundesweite Projekte

2.1 Busfahrer als Zeitspender beim ASB in Hamburg

■ Die Idee

Immer ist es ein Ziel von Freiwilligenarbeit, sozial engagierte Menschen und Aufgaben bzw. Tätigkeiten, die zu ihnen „passen", zu finden. Immer geht darum, Möglichkeiten zu entdecken, die Stärken, Fähigkeiten und Interessen Freiwilliger zur Zufriedenheit und zum Nutzen aller Beteiligten einzubringen.

Es ist eine bemerkenswerte Initiative, wenn Menschen es sich „leisten", ihre Zeit zu verschenken. Deshalb gibt es beim Arbeiter-Samariter-Bund (ASB) den inzwischen bundesweit geschützten Be-

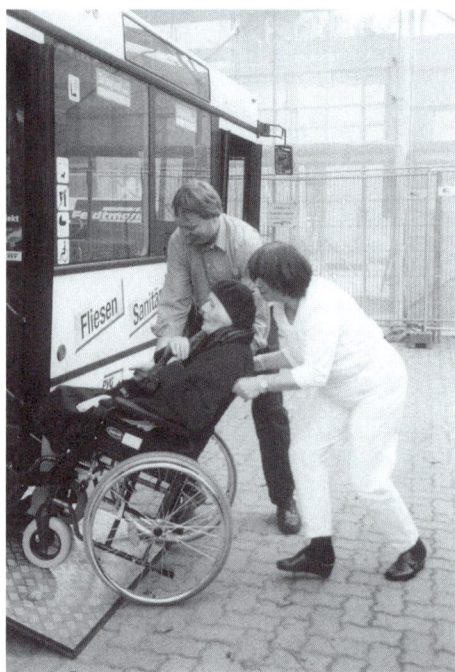

Abb. 4: Busfahrer als Zeitspender packen auch gerne mit an, wenn Unterstützung notwendig ist.

griff „**Die Zeitspender**" mit dem Slogan: Das kostbarste Geschenk der Welt kostet keinen Pfennig.

Zeitspender spenden ihre Zeit freiwillig und ehrenamtlich zum Nutzen anderer Menschen. Dafür erhalten sie beim ASB jede mögliche Unterstützung, wenn erforderlich, sogar kostenlose Aus- und Weiterbildung. Gemeinsam mit Verantwortlichen eines Projektes werden für Zeitspender Bereiche gesucht, in denen sie aktiv werden können. Selbstverständlich erstattet der ASB seinen Zeitspendern Fahrkosten und sorgt dafür, dass sie bei ihren freiwilligen Aktivitäten versichert sind.

Seit 1998 gibt es bei den ASB Sozialeinrichtungen in Hamburg das Projektmanagement „Die Zeitspender" und in diesem Rahmen seit 1999 das Projekt „Busfahrer als Zeitspender". Die Idee dafür kam von MitarbeiterInnen der Pinneberger Verkehrsgesellschaft (PVG), einer Tochter des Hamburger Verkehrsverbundes (HVV). Nach gemeinsamen Überlegungen bildeten der Verkehrsbetrieb und der ASB eine Kooperation, deren Anliegen es ist, sozial schwachen Menschen, die vom ASB betreut werden, eine Freude zu machen.

Fallbeispiel

„Im Kollegenkreis hatten wir schon häufiger darüber gesprochen, dass wir uns mit unseren Bussen engagieren wollten für Menschen, die sonst allein nicht rauskommen", so Zeitspender Sven Plake, Betriebsplaner und Busfahrer beim PVG. „Dann habe ich in der Zeitung gelesen, dass die Aktion "Die Zeitspender" beim ASB ins Leben gerufen wurde. Dadurch ging es ganz schnell, wir haben intern veröffentlicht, wer mitmachen will, und es haben sich 1999 zehn Fahrer gemeldet, die auch alle noch dabei sind."

Beim Hamburger ASB ist auf dieser Basis seit mittlerweilen 3 Jahren ein beispielhaftes Projekt beheimatet:

- Monatlich einmal stiftet die Verkehrsgesellschaft einen großen, vollgetankten, behindertengerechten Bus.
- Busfahrer des Unternehmens stellen sich als Zeitspender kostenlos zur Verfügung und machen mit BewohnerInnen des ASB Pflegeheims einmal monatlich einen Ausflug in die Hamburger Umgebung.

2

Fallbeispiel
Die BewohnerInnen im Osdorfer Seniorenheim des ASB sind an
diesem Samstag wieder ganz aufgekratzt. Gleich wird der Bus mit
dem netten Busfahrer in seiner flotten Uniform vorfahren und sie
können ihre kostenlosen Plätze besetzen. Auch Rollstuhlfahrer sind
mit Unterstützung anderer Zeitspender, die mitfahren, natürlich
dabei. Heute ist eine Stadtführung durch Hamburg geplant. Eine Zeit-
spenderin, die früher einmal Reiseleiterin war, fährt mit und wird
wieder viele Hamburger Geschichten in bekannten und unbekannten
Ecken der Stadt mit „ihrer Reisegruppe" ausgraben. Natürlich ist der
freundliche Busfahrer auch gern bereit, einen Umweg zu fahren, wenn
ein Bewohner seinen ehemaligen Stadtteil oder seine Straße endlich
einmal wiedersehen möchte.

■ Spaß für alle Beteiligten

- Immer planen einige Zeitspender gemeinsam mit BewohnerInnen der Pflegeeinrichtung vorher die Route, die der Bus nehmen soll.
- Gern sind die engagierten Busfahrer bereit, auch ehemalige Wohnbereiche ihrer Fahrgäste anzusteuern.
- Freiwillige begleiten behinderte MitfahrerInnen, damit die Sicherheit für alle gewährleistet ist und kaum jemand zu Hause bleiben muss.

Einmal monatlich jeweils am Samstag sind die Zeitspender-Busfahrer mit ihren Gästen in der Hamburger Umgebung unterwegs. Das Programm ist vielseitig und für jeden Bedarf ist etwas dabei. Gern wünschen sich die Reise-Gäste:
- Stadtführungen
- Fahrten in ausgewählte Stadtgebiete
- Fahrten an die Elbe und im Frühjahr zur Obstblüte ins Alte Land
- Lichterfahrten durch das weihnachtliche Hamburg
- Ausflüge in Elbvororte oder in die Harburger Berge.

Längst kennen die Mitreisenden „ihre" Busfahrer und Begleiter. Immer gibt es eine herzliche Begrüßung und die Zeit vergeht wie im Flug. „Wir können planen, was wir wollen, die Busfahrer machen immer mit und wir haben alle viel Spaß dabei", so das Resümee der Organisatoren.

Fallbeispiel

*„Ich bin durch die ganze Welt geschippert, war auf dem Mittelmeer,
sogar in Japan", erzählt ein einstmaliger Seemann, der nun im Rollstuhl in den Bus geschoben wird, „aber Busfahren ist auch nicht
schlecht, man sieht so schließlich auch was von der Welt."*

Für viele alte Menschen, die ihrer Wohnung oder die Pflegeeinrichtung sonst nicht mehr verlassen, ist die Fahrt mit den
Zeitspendern das schönste Geschenk und ein Ereignis, an das
sie lange denken, über das sie reden können und von dem sie
zehren. Ihre strahlenden Augen, die Freude, mit der sie ihre
Dankbarkeit zum Ausdruck bringen, ist wiederum für die
Zeitspender der schönste Dank.

▪ ABC der Möglichkeiten für „Zeitspender"

Der Begriff „Die Zeitspender" ist beim Münchener Patentamt
als Wort-Bild-Marke registriert. Hinter dem Namen steht ein
Konzept. Deshalb hat sich der ASB auch für ein professio-
nelles Personalmanagement entschieden. Hierzu gehört eine
Bedarfsplanung mit Hilfe von Tätigkeits- und Anforderungs-
profilen und die anschließende Akquise von Zeitspendern.
Die Integration in den Verband erfolgt, ohne dass Zeitspender
Mitglied im ASB sein müssen.

Freizeit und Betreuung von Senioren ist ein Bereich, in dem sich
„Die Zeitspender" engagieren. Das Projektmanagement akquiriert,
berät und vermittelt u. a. auch in Bereichen wie:
- Flüchtlingshilfe
- Freizeit und Betreuung von Kindern und Jugendlichen
- Auslandshilfen
- Sanitätsdienste.

Freiwillige wie **„Die Zeitspender"** finden viele Möglichkeiten, sich
sozial zu engagieren. Weil das Betätigungsfeld unendlich groß ist,

sollten Pflegeeinrichtungen nicht untätig sein und abwarten, sondern sich aktiv um Zusammenarbeit bemühen (☞ 3.3.1)

 Tipps für die Praxis

▶ Vor jeder Kontaktaufnahme zu möglichen „Spendern" in der eigenen Einrichtung erst einmal bei MitarbeiterInnen und BewohnerInnen Wünsche und Ideen ohne jegliche Zäsur sammeln.

▶ Wie beim Brainstorming darf alles genannt und gewünscht werden, was gerade gedacht wird. Erst dann gezielt weiter planen:
  – Was könnte vielen Menschen zugute kommen?
  – Wo finden wir für ausgewählte Ideen Ansprechpartner?
  – Wer übernimmt die Kontaktaufnahme?
  – Was können wir leisten in der Zusammenarbeit?

Immer ist der **erste Schritt**, zuverlässige Kontakte zu Menschen in Unternehmen, Organisationen, Stadtteilversammlungen oder Gruppen aufzubauen.

Pflegeeinrichtungen brauchen Freiwillige, aber sozial engagierte Menschen brauchen die Einrichtung nicht. Deshalb ist es wichtig, sozial engagierte Menschen nicht an eine Aufgabe zu binden, sondern

• Kontakt
• offene Kommunikation
• ein großes Betätigungsfeld
• Raum zur Verwirklichung eigener Vorstellungen anzubieten.

 Geschenkte Zeit nutzt alten Menschen am besten, wenn diese nicht nur **für**, sondern **mit** alten Menschen gestaltet wird.

Es gehört schon einiger Aufwand dazu, nach engagierten Freiwilligen auf die Suche zu gehen, doch Erfolge wie bei den „Zeitspender"-Busfahrern machen deutlich, die Mühe lohnt sich. Jedoch, Projekte, die langfristig erfolgreich sein sollen, bedürfen eines professionellen Managements. Soziales Engagement darf nicht dem

Zufall überlassen werden, sondern sollte „Chefsache" sein und in die Verantwortung auf Leitungsebene gehören.

Erste **gemeinsame Schritte** einer Pflegeeinrichtung mit sozial engagierten Menschen können sein, feste Strukturen für den Einsatz zu planen und zu schaffen. Bei den Busfahrern bot sich das eigene Berufsfeld als Betätigungsfelder an. Mit etwas Kreativität lassen sich möglicherweise unendlich viele Einfälle verwirklichen:

2

A B C der Möglichkeiten für Zeitspender

A   alte Menschen besuchen

B   Busfahren zu Zielen, die alte Menschen auswählen

C   Computerkenntnisse an alte Menschen weitergeben

D   Doppelkopf mit alten Menschen spielen

E   Eis essen mit alten Menschen

F   Feiertage gestalten mit alten Menschen

G   Gartenarbeit mit alten Menschen

H   Hilfe beim Einkauf mit alten Menschen

I   Informationen zu Gesundheitsthemen vermitteln

J   Jahresfeste mit alten Menschen organisieren

K   Kaffeefahrten für alte Menschen ermöglichen

L   Lieder mit alten Menschen singen

M   Musik mit alten Menschen machen

N   Natur mit alten Menschen entdecken

O   Osterfest mit alten Menschen gestalten

P   Pflege von Tieren in Einrichtungen mit alten Menschen übernehmen

Q   Quarktorte mit alten Menschen backen

R   Rollstuhlfahrer begleiten

S   Spielen mit alten Menschen

T   Telefonkontakt zu alten Menschen aufrecht erhalten

U   Umtopfen zu groß gewordener Zimmerpflanzen mit alten Menschen

V   Vorlesen für alte Menschen

W   Waldspaziergänge mit alten Menschen machen

X   Xylophon für alte Menschen spielen

Y   Yucca Palme von alten Menschen pflegen

Z   Zuhören und reden mit alten Menschen.

Informationen der Hamburger „Zeitspender" beim ASB gibt es
- per Telefon 040/83 39 83 39 (Projektmanagement „Die Zeitspender")
- per Post: „Die Zeitspender" beim ASB, Schäferskampallee 29 in 20357 Hamburg.
- per E-mail: Zeitspender@asb-hamburg.de
- im Internet: www.zeitspender.de

Tipps für die Praxis

▶ auf der Suche nach Freiwilligen von anderen lernen (☞ oben und 1.3.3, 1.3.4)

▶ in einzelnen Pflegebereichen klären, welche Unterstützung gewünscht wird

▶ keine Scheu, Unternehmen gezielt anzusprechen (☞ oben)

▶ Emotionen nutzen, die meisten Menschen haben eine Beziehung zu alten Menschen

▶ Öffentlichkeitsarbeit im Einzugsbereich nicht nur zur Akquise nutzen, sondern erfolgreiche Initiativen auch publizieren

▶ Netzwerkarbeit nutzen (☞ 3.2.2)

▶ engen Kontakt zu bereits gewonnenen Freiwilligen halten, zu Jahresfesten u. ä. einladen, bei Rundbriefen den Dank nicht vergessen.

2.2 Tierbesuchsdienst in Berliner Altenheimen

Fallbeispiel

Anette B. ist im Wilmersdorfer Seniorenstift regelmäßig mit Kaninchen zur Tierstunde anzutreffen. Oft sitzt sie dann mit demenzkranken BewohnerInnen in einer Runde. Auf dem Schoß haben alle einen anschmiegsamen kleinen Hasen. Behutsam beginnen einige ihr Tier zu streicheln. Vorsichtig reden auch manche mit ihrem Schoßtier. „Mein Muckelchen", begrüßt die 90jährige Gerda Sch. ihr Kaninchen Bruno und wiegt es anmutig im Arm. Das Tier sitzt wöchentlich auf ihrem Schoß, doch den Namen ihres Tieres kann sie sich längst nicht

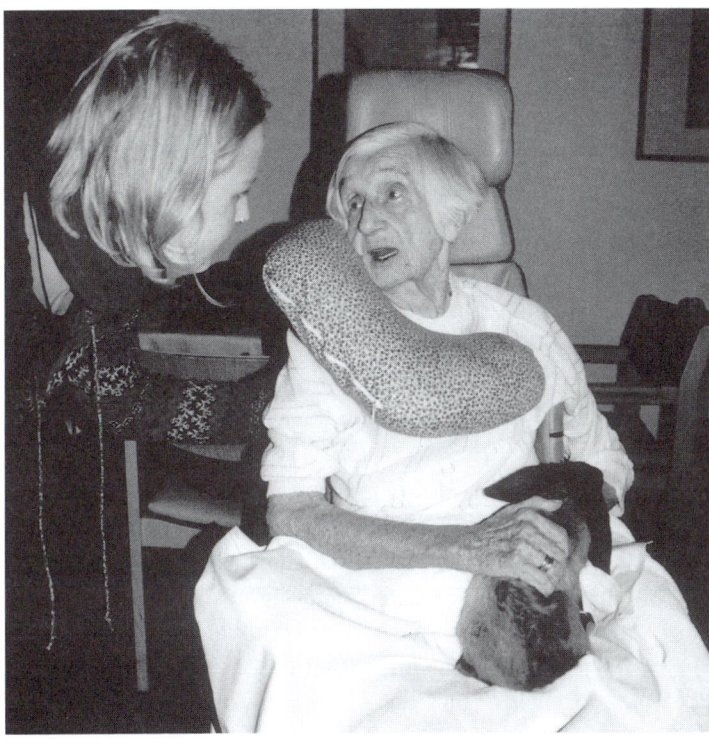

Abb. 5: Können alte Menschen nicht mehr zu den Tieren, kommen die Tiere zu den alten Menschen in Berliner Altenheimen.

mehr merken. Die BewohnerInnen staunen, reden und lachen miteinander über ihre geduldigen Tieren, die ihnen so viel Wärme bringen und weder Furcht vor alten Menschen, noch vor deren Einschränkungen kennen. Die Kaninchen genießen das Streicheln, ihnen ist es egal wie alt, krank oder eingeschränkt die Menschen hier sind. Es ist ein Geben und Nehmen von Wärme.[18]

2.2.1 Der Berliner Verein „Leben mit Tieren e.V."

Der Verein, der ausschließlich gemeinnützige Zwecke verfolgt, wurde bereits 1988 gegründet. Die vorrangige Ziele der inzwischen rund 200 Vereinsmitglieder sind:

- Forschungsarbeiten unterstützen und fördern, die das Zusammenleben von Mensch und Tier betreffen
- Zusammenarbeit mit Einrichtungen und Institutionen zu fördern, die das Zusammenleben von Menschen mit Tieren unterstützen.

In diesem Sinn ist es ein Anliegen der Mitglieder, alten und behinderten Menschen aufmunternde und anregende Nähe von Tieren zu vermitteln. Seit 1994 können sich Berliner Senioreneinrichtungen deshalb den vom Verein organisierten **Tierbesuchsdienst** wöchentlich ins Haus holen.

Den Besuchsdienst in Pflegeeinrichtungen übernehmen vorwiegend HundebesitzerInnen, die als Freiwillige gewonnen wurden. Dank intensiver Öffentlichkeitsarbeit des Vereins erfolgen mittlerweilen 36 Hundebesuchsdienste mit Festverträgen. Der Verein strebt an, dauerhaft einen möglichst flächendeckenden Besuchsdienst für Berlin und Brandenburg anzubieten.[1]

Das Berliner Projekt hat seine Vorläufer in den USA, wo die Wirkung von Tieren in Heimen schon lange durch Studien belegt war. Die Berliner Initiative begann zunächst als Forschungsprojekt des Psychologischen Institutes der Freien Universität (FU) Berlin in Zusammenarbeit mit dem Verein im Kardinal-Bengsch-Seniorenheim. Nach gründlicher Analyse und Konzepterstellung erhielt später der Hundebesuchsdienst durch den Verein „Leben mit Tieren e.V." eine Basis. Der Verein ist Kooperationspartner des „Deutschen Tierhilfswerkes e.V." (DTHW). Die Gründungsmitglieder und ehrenamtlich tätigen Vorstandsmitglieder des Vereins sind Veterinärmediziner, die z.T. an Berliner Universitäten tätig sind.

Inzwischen ist eine Sozialpädagogin im Verein fest angestellt, die als pädagogische Leitung tätig ist. Sie steht als Ansprechpartnerin vorwiegend für die Organisation von Besuchsdiensten, zur Betreuung Freiwilliger und für MitarbeiterInnen in Tierbegegnungsstätten zur Verfügung.

 Neben den Tierbesuchsdiensten unterhält der Verein auch vier Mensch-Tier-Begegnungsstätten in Krankenhäusern bzw. Pflegeeinrichtungen, in denen Esel, Kaninchen, Schafe, Ziegen, Gänse und neuerdings auch ein kleines Schwein gehalten werden. Die Betreuung der Begegnungsstätten wird von ABM-TierpflegerInnen in übernommen.

Mittelpunkt der Mensch-Tier-Begegnungsstätten in Berliner Pflegeeinrichtungen ist ein Begegnungshaus, dessen eine Seite den Tieren als Stall dient. Die andere Seite, abgetrennt durch einen niedrigen Zaun, dient den Menschen als Aufenthalts- und Therapieraum[1].

 Tipps für die Praxis
Die Vereinsmitglieder stehen interessierten Pflegeeinrichtungen gern für Informationen zur Verfügung
▶ per E mail: **info@lebenmittieren.de**
▶ im Internet: www.lebenmittieren.de
▶ per Telefon oder Fax: 030/76 94 10 92
Unfangreiche Literaturempfehlungen zum Thema finden Interessierte unter www.tiergestuetzte-therapie.de

Neben den in Kap. 2.2.2 (☞ unten) genannten Außenstellen des Vereins gibt es bereits in vielen Städten Regionalgruppen des Vereins „Leben mit Tieren e.V." und Initiativen, die den Kontakt zwischen Tieren und Menschen fördern. Hierzu gehören:
• Das Kuratorium Deutsche Altershilfe[22] (KDA, ☞ 3.3.2).
• Der Forschungskreis Heimtiere in der Gesellschaft, Oderfelderstr. 40, 20149 Hamburg, Tel. 040/41 70 16.
• Der Verein „Tiere helfen Menschen e.V.", Münchener Str. 14, 97204 Höchberg, Tel. 09 31/04 21 20.

Fallbeispiel
In Möhnesee, Westfalen, gibt es ein Pflegeheim, in dem sich mehr Tiere als Menschen befinden. Auf dem Gelände eines ehemaligen Bauernhofes leben ca. 35 BewohnerInnen und ca. 500 Tiere, darunter Kaninchen, Enten, Gänse, Hunde, Katzen, Pferde und Affen.
Die Tiere werden ausschließlich von den BewohnerInnen versorgt.[22]
Kontaktadresse: Senioren- und Pflegeheim Haus Müller, F.G.Müller, Zum Weiher 7 in 59519 Möhnesee-Günne, Tel. 029 24/72 71.

2.2.2 Erfahrungen des Vereins

■   Tiergestützte soziale Betreuung und Therapie

Tiere können eine Art Eisbrecher-Funktion im Umgang mit Menschen haben. Durch den positiven Kontakt mit den unbekümmerten, bedingungslos liebenden Wesen gewinnen Menschen Selbstbewusstsein zurück. „Die Bereitschaft sich zu öffnen nimmt in Gegenwart von Tieren zu", so Prof. Dr. E. Olbrich von der Uni Erlangen-Nürnberg. Seit Jahrzehnten erforscht er die Beziehung zwischen Menschen und Tieren.[6,7,22]

Um den Kontakt zwischen Tieren und Menschen zu fördern, bietet der Berliner Verein neben vier Tierbegegnungsstätten vorwiegend Hundebesuchsdienste an. In der Regel leisten Hunde die Hauptarbeit, sie kommen mit ihren Betreuern in Pflegeeinrichtungen und zu ambulant betreuten Menschen zu Besuch.

Fallbeispiel
Hündin Gunda wird mit ihrer Besitzerin Carola wöchentlich schon sehnsüchtig von einer Gruppe alter Menschen im Besucherraum erwartet. Auch die erblindete Ilse S. wird in ihrem Bett nicht vergessen. Beruhigend flüstert sie dann mit der Hündin, tastet vorsichtig deren Kopf ab, wenn sich Gunda brav zu ihr auf die Decke legt. Zufrieden lächelnd streichelt nun die Frau ausgiebig das Tier, das sie tastend als „ihren" Besucher erkannt hat[18].

„Ins Bett darf ein Hund schon mal, wenn anders die Nähe nicht herzustellen ist. Denn auf Nähe kommt es an, wenn der Funke überspringen und die gegenseitige Zuneigung erfolgreich sein soll", so der Vorsitzende des Berliner Vereins.[3] Immer ist das Tier bei Besuchen Mittelpunkt, es regt an zu Gesprächen, Erinnerungen und manchmal auch zu einem kleinen Spaziergang. Darum freuen sich besonders in Altenheimen viele BewohnerInnen jede Woche neu und innig auf ihre Tierstunde.

Von tiergestützter Therapie kann man sprechen, wenn beispielsweise KrankengymnastInnen Tiere einsetzen, um Menschen in ihrer Beweglichkeit zu fördern. Manchmal lassen sich
BewohnerInnen leichter dazu motivieren, sich aufzurichten,
Gelenke zu bewegen, Greifübungen zu machen und Schmerzen zu überwinden, wenn es darum geht, ein Tier zu streicheln, mit ihm ein paar Schritte zu gehen oder gar einen Spaziergang zu machen. Das Spektrum tiergestützter Therapie
reicht von der Physio- bis zur Psychotherapie immer auch
hinein in die Altenpflege.[2]

Wenn Menschen empfinden, dass sie allein sind, sich andere
Menschen von ihnen wegen ihrer Schwächen distanzieren und
Kontakte immer rarer werden, sind Tiere die besten Freunde. Ihre
Dankbarkeit kann einem Menschen neues Selbstwertgefühl geben,
das schon lange verloren gegangen schien. Die Sprachbereitschaft
wir gefördert, Sozialkontakte entstehen neu, weil Tiere immer Ge-
sprächsstoff und Anknüpfungspunkte, aber auch Raum für längst
verschollen geglaubte Gefühle bieten.[3,4]
Tiere tragen außerdem zur Aktivierung und Tagesstrukturierung
von Menschen, mit denen sie leben, bei, denn schließlich müssen
sie angemessen von ihnen versorgt werden. Erkenntnisse, die zunehmend auch Pflegeeinrichtungen nutzen, in denen vorwiegend
demenzkranke Menschen betreut werden.
Erkenntnisse zum Nutzen von Tieren in Pflegeeinrichtungen machen nicht nur in der Bundesrepublik Schule. So setzt z. B. das Nie-
derösterreichische Hilfswerk (NÖK) bereits seit ca. sieben Jahren
ausgebildete Hunde begleitend in der ambulanten Pflege ein.

Seit 2000 ist durch eine Doktorarbeit des Arztes Arnim Claus
bekannt, dass es in Deutschland mindestens schon 57 geneh-
migte Tierbesuche in Krankenhäusern, meistens im Bereich
der Psychiatrie und Geriatrie, gibt.

Gegenüber rechtlichen Bedenken weisen Juristen darauf hin, dass Tiere in Pflegeeinrichtungen dann unbedenklich sind, wenn keine Gefährdung besteht und BewohnerInnen oder Patienten selbst mit dem Einsatz oder der Unterbringung von Tieren einverstanden sind.[5] Längst hat sich schließlich in Altenheimen die Erkenntnis durchgesetzt, dass Pflegeeinrichtungen keine Krankenhäuser sind und BewohnerInnen, die hier leben, soviel Normalität wie möglich erfahren sollen.

 ### Tipps für die Praxis

▶ Vor Besuchseinsätzen von Tieren in Pflegeeinrichtungen und zu Beginn aller vorbereitenden Aktivitäten immer auch mit BewohnerInnen einzeln abklären, ob der Kontakt zu einem Tier gewünscht ist und welche Erwartungen und Bedenken bestehen.

▶ Bei Tieren, die in der Einrichtung leben sollen, vorher die Rahmenbedingungen klären.

Vor **Einzug** eines Bewohners mit seinem Tier in eine Pflegeeinrichtungen sollten einige Dinge geklärt sein. Beispielsweise:

• wo sich das Tier artgerecht aufhalten kann
• ob es Bedenken von anderen BewohnerInnen gibt
• welcher Tierarzt als Ansprechpartner zur Verfügung steht
• wer bei Erkrankung des Tieres die Kosten trägt
• wer für das Tier die Versicherungskosten übernimmt
• wer für das Tier sorgt, wenn BesitzerInnen dies nicht können.

Wenn alle diese Dinge möglichst schriftlich vereinbart sind, können bereits viele Befürchtungen gegenüber Tieren in Senioreneinrichtungen aus dem Weg geräumt werden.

■ Gebote der Sorgfaltspflicht

Der Berliner Verein „Leben mit Tieren e.V." arbeitet bei **Tierbesuchsdiensten** grundsätzlich nach klaren Regeln, damit Tiere und ihre BesitzerInnen in Pflegeeinrichtungen weder zur Belastung noch Gefahr werden, sondern ausschließlich Freude bringen.

Tierbesuchsdienste, die nicht an Einzelpersonen gebunden sind, bedürfen gründlicher konzeptioneller Vorbereitung, die sich am günstigsten in Vereinen und Freiwilligenorganisationen realisieren lassen.

2

Zu Geboten sorgfältiger Planung und Durchführung von Tierbesuchsdiensten gehören u. a.:

- Umfassenden Einführung, Schulung und kontinuierliche Begleitung der TierhalterInnen
- Eignungsvoraussetzungen für Tiere
- Konsequentes Befolgen veterinärhygienischer Grundforderungen
- Information an die zuständigen Amtsärzte und Amtstierärzte bzw. Absprache mit diesen ist nicht zwingend notwendig, aber sinnvoll
- Transparenz aller Aktivitäten im Pflegeheim und Informationsaustausch mit MitarbeiterInnen und BewohnerInnen
- Klare Verträge zwischen allen beteiligten Institutionen
- Wertschätzung und Anerkennung für Besuchsdienste in Freiwilligenarbeit.

 Tipps für die Praxis

▸ Es muss ja nicht gleich ein perfekt funktionierender Besuchsdienst organisiert werden, um BewohnerInnen Kontakt zu Tieren zu ermöglichen

▸ Angehörige bringen vielleicht gern zu Besuchen ein Tier mit, wenn sie darum gebeten werden

▸ Nachbarn in der Umgebung des Heimes sind vielleicht gern einmal bereit, bei ihrem Spaziergang mit dem Hund in die Einrichtung vorbei zu kommen.

▸ Engagierte TierhalterInnen lassen sich auch über Aushänge beim Tierarzt, in öffentlichen Einrichtungen oder dem Supermarkt um die Ecke finden.

Hygiene
Bei dem Gedanken, Tieren in Pflegeeinrichtungen zu bringen, melden viele MitarbeiterInnen erst einmal hygienische Bedenken an.

Hygiene bedarf schließlich klarer Grundsätze, damit es nicht zu Gefährdungen kommt. Argumente gegen Tierbesuche betreffen vorwiegend Gefahren durch Übertragung von Krankheitserregern.

> In einer von Anderson 1987 durchgeführten amerikanischen Studie hatten 31 000 BewohnerInnen in Altenheimen regelmäßig Kontakt zu Heimtieren. In keinem Fall wurde die Übertragung einer Krankheit nachgewiesen. Zur Prophylaxe waren alle Tiere tierärztlich versorgt, geimpft und entwurmt.[22]

Richtig ist, dass durch Tierkontakt Infektionen und Zoonosen übertragen werden können. Zoonosen sind Krankheiten, die vom Tier auf den Menschen und umgekehrt übertragbar sind. Ursachen für Zoonosen können beispielsweise Ekto- und Endoparasiten sein, doch ihre Verbreitung läßt sich durch prophylaktische Behandlung der Tiere verhindern[3]. Zur von Tierärzten empfohlenen Standardbehandlung von Haushunden gehören deshalb beispielsweise:

- Regelmäßige Behandlung mit prophylaktischen Mitteln gegen Ektoparasiten (Hautparasiten) wie Flöhe und Zecken. Unterschiedliche Mittel dafür erhalten Tierbesitzer beim Tierarzt. Der Berliner Verein stellt seinen Freiwilligen die Mittel einmal jährlich kostenlos zur Verfügung.
- Regelmäßige (vierteljährliche) Prophylaxe gegen Endoparasiten (Würmer).

Mit diesen Maßnahmen ist sicher, dass die Tiere wurmfrei sind. Wurmbefall, also Befall mit Endoparasiten, lässt sich durch Dreifach-Kotproben kontrollieren, die bundesweit in allen Tierarztpraxen durchgeführt werden. Im Berliner Verein entwurmen die Tierbesitzer regelmäßig jeden dritten Monat mit rezeptpflichtigen Medikamenten selbst. Der Verein übernimmt Kontrollfunktion, indem alle Untersuchungsberichte registriert werden.

> Hunde sind geruchsorientierte, soziale Tiere, die alles und jeden beschnuppern und belecken. Dabei nehmen sie stets auch

Parasiteneier auf. Routinemäßiges vierteljährliches Entwurmen gegen Parasiten ist deshalb von Hundebesitzern im Tierbesuchsdienst zu fordern. Wurmpräparate sind rezeptpflichtig und genau nach Vorschrift anzuwenden. Zum Schutz vor Bandwurminfektionen sollten Hunde kein rohes Fleisch gefüttert bekommen.

Außerdem wird dafür gesorgt, dass für Besuchsdienste keine Hofhunde sondern nur Haus- und Familienhunde im Einsatz sind und alle durchgeführten prophylaktischen Maßnahmen von Tierbesitzern dokumentiert werden und zur Überprüfung zur Verfügung stehen.

Es gibt es keine öffentlich rechtlichen Vorschriften für oder gegen Tierhaltung bzw. -besuch in Pflegeeinrichtungen. Die Kompetenz der Länder regelt Befugnisse und Verboten durch Amtsärzte. Regelungen von Tierbesuchen bzw. Tieraufenthalten im Pflegeheim sind von der Leitung der Einrichtung grundsätzlich auf der Basis des **Heimgesetzes** zu treffen. Dieser Rechtsbereich gehört in die Kompetenzen der Länder. Als allgemeingültige, hygienische Richtlinien für Pflegeeinrichtungen ist lediglich das seit dem 1. 1. 2001 vorliegende Infektionsschutzgesetz (IfSG) bindend.

Richtlinien zum Umgang mit Tieren in Pflegeeinrichtungen sollten in der **Hausordnung** fixiert sein. Beispielsweise sind individuelle Maßnahmen zu treffen, wenn bekannt ist, dass BewohnerInnen allergisch auf Tierkontakt reagieren.

 Tipps für die Praxis

Das Gebot der Sorgfaltspflicht bei Tierbesuchsdiensten als Träger menschenmöglich dadurch absichern, dass

▶ TierhalterInnen für ihrer Tiere Kotproben und Prophylaxe gegen Endoparasiten sowie Ektoparasiten im Ermessen eines Tierarztes nachweisen

▶ alle Tiere jährlich geimpft sind

▶ alle tierprophylaktischen Maßnahmen dokumentiert sind
▶ Tierbesuche **nicht** bei Personen mit Immunschwäche oder Allergien gegen Tierhaare durchgeführt werden.

Weiterhin sollten MitarbeiterInnen in Pflegeeinrichtungen darauf achten, dass BewohnerInnen sich vor und nach Tierkontakten die Hände waschen und Tiere keine Küchenbereiche betreten. Wenn Tiere im Freien durch Regen nass geworden sind, ist daran zu denken, dass sie vor dem Kontakt mit Menschen mit einem Tuch abgetrocknet werden.

- Fragen zu grundsätzlichen Hygieneproblemen in Pflegeeinrichtungen beantwortet kostenpflichtig das Beratungszentrum Hygienemanagement (Prof. Dr. F. Daschner). Adresse: BZH GmbH, Stühlingerstr. 21, 79106 Freiburg, Fax: 07 61-20 26 78 11.
- Zu Fragen von **Infektionsgefahren** durch Haustiere (allgemein) kann ggf. das Bundesinstitut für gesundheitlichen Verbraucherschutz und Veterinärmedizin raten: www.bgvv.de
- Auch jeder Hausarzt oder Tierarzt kann bei individuellen Unklarheiten Auskunft geben.

Informationsgebot
Um der Sorgfaltspflicht bei Tierbesuchen in Pflegeeinrichtungen in jeder Weise nachzukommen, rät der Berliner Verein, den jeweilig zuständigen **Amtstierarzt und Amtsarzt** über ein geplantes Vorhaben zu informieren und für eventuelle Rückfragen zur Verfügung zu stehen. Auch eine Rückfrage beim Hausarzt der BewohnerInnen kann helfen, Unklarheiten zu beseitigen. In der Regel gibt es keine amtsärztlichen Bedenken gegen Tierbesuche und Tierhaltung in Alteneinrichtungen. Für Menschen, die natürlicherweise auch Kontakt nach außen haben, sowie Pflegebereiche, die nach dem Infektionsschutzgesetz (IfSG) nicht als Bereich mit erhöhtem Infektionsrisiko einzustufen sind, muss deshalb Tierkontakt nicht grundsätzlich unterbunden werden.

Mitarbeiterbereitschaft

Auch wenn grundsätzlich Offenheit gegenüber Tierbesuchen in vielen Einrichtungen vorhanden ist, ist es sinnvoll, alle MitarbeiterInnen über geplante Maßnahmen ausführlich zu informieren und mögliche Bedenken gemeinsam zu diskutieren. Akzeptanz von allen Seiten ist schließlich die beste Basis für ein erfolgreiches Gelingen. Dazu gehört auch, dass Angehörige von BewohnerInnen mit den Besuchen einverstanden sind. Befürchtungen, dass Tiere viel zusätzliche Arbeit machen, sollten nicht einfach übergangen werden. Besser ist es, Bedenken ernst zu nehmen und nach individuellen Lösungen zu suchen, die von allen akzeptiert werden.

Möglicherweise finden sich MitarbeiterInnen in der Einrichtung, die selbst interessiert sind, Tierbesuche regelmäßig zu begleiten und zu unterstützen, z. B. Zivis, ABM-Kräfte. Oft hilft auch ein „Schnupperbesuch" eines freundlichen, kontaktfreudigen Hundes, letzte Bedenken auszuräumen. Besonders in der Betreuung unruhiger, demenzkranker BewohnerInnen haben Einrichtungen die Erfahrung gemacht, dass Tierhaltung im Pflegeheim sogar entlastend für das Personal sein kann, weil Menschen durch freundliche Tiere abgelenkt werden können und selbst zur Ruhe kommen.

- In Heime, in denen Besuchsdienste durchgeführt werden, bedarf es grundsätzlicher Bereitschaft aller MitarbeiterInnen dafür. Pflegende sollten die freiwilligen BesucherInnen nicht nur dulden, sondern akzeptieren und wollen.
- Fotos der Besuchstiere mit kurzen Informationen dazu an einer Pinnwand im Flur können helfen, letzte Bedenken auszuräumen und zumindest Toleranz gegenüber Besuchen zu fördern.

■ *Vorbereitung und Durchführung der Besuche*

Klärungen im Heim

Wenn sich MitarbeiterInnen und BewohnerInnen darüber verständigt haben, Tierbesuchsdienste einzuladen, ist die Kontaktaufnahme zu einer fest organisierte Gruppe Tierbesitzer z. B. bei einem Tierverein günstig.

Es ist natürlich auch möglich, klein zu beginnen und nur regelmäßige Tierbesuche bei Einzelbewohnern nach den genannten Regeln zu organisieren. Für umfangreichere Tierbesuchsdienste wie beim Berliner Verein können folgende Regelungen für Pflegeeinrichtungen hilfreich sein:

- vierwöchige Probezeit
- anschließende Festverträge zwischen den Trägern, z. B. dem anbietenden Verein und dem Heim als Nutzer.

Immer sind vor Beginn eines Besuchsdienstes viele Dinge zu klären, wobei folgende Checkliste hilft, nichts Wichtiges zu vergessen.

Checkliste Besuchsvorbereitung

- Welcher Bedarf, welche Vorstellungen bestehen auf beiden Seiten?
- Wer sind die AnsprechpartnerInnen, wie sind sie erreichbar?
- Wer prüft die tierprophylaktischen Maßnahmen?
- Soll Kontakt zum Amtsarzt hergestellt werden, wer übernimmt dies?
- Wie ist die Einsatzsituation und die Begleitung für die ehrenamtlichen HundebesitzerInnen geregelt?
- Wer übernimmt die Anleitung und Verantwortung für die Leistungen der TierbesitzerInnen?
- Wie sieht die Personalsituation in der Pflegeeinrichtung aus, welche MitarbeiterInnen können den Besuch regelmäßig begleiten oder zumindest vorbereiten?
- Wie kann die Motivation auf der Seite des Personals gefördert werden, welche Informationen sind nötig?
- Wie sind die BewohnerInnen vorzubereiten?
- Gibt es Therapiegruppen, in die Besuchsdienste integriert werden sollen?
- Welche Besonderheiten sind von den BesucherInnen bei einzelnen BewohnerInnen zu beachten?
- Welche Räume sind erforderlich und können genutzt werden?

In Berlin werden alle Besuche anfangs zusätzlich durch die fest angestellte pädagogische Leiterin begleitet. Sie berät TierhalterInnen und Besuchte anfangs, leitet sie im Umgang mit den Tieren an und hilft ihnen, miteinander vertraut zu werden.

Eignungsvoraussetzungen für Tiere
Hunde, die im Berliner Verein für Besuchsdienste eingesetzt werden sollen, werden gesundheitlich und verhaltenskundlich geprüft. Der **Verhaltenstest** erfolgt an der Freie Universität (FU) beim Institut für Tierverhalten und Tierschutz. Im Laufe der weiteren Betreuung erhalten Hunde dort schließlich die Plakette: „Ich bin ein Therapiehund".

Über den Verhaltenstest für Besuchshunde, der von Prof. Dr. Struwe an der FU entwickelt wurde, können sich Tierärzte, die in Verhaltensforschung ausgebildet sind, an der FU informieren und autorisieren lassen. Der Test kann bundesweit zur Absicherung von Tierbesuchsdiensten genutzt werden.[1]

Der Verhaltenstest ist nicht bindend für Besuchshunde, wird aber gern empfohlen. Es gibt bereits mehrere **Außenstellen** des Verein „Leben mit Tieren e.V.", die nach dem Test von Prof. Dr. Struwe arbeiten.

Außenstellen des Vereins „Leben mit Tieren e.V."

„Leben mit Tieren e.V.", Simon Graf, Dreiangel 27 in 24161 Altenholz, E-Mail: sgraf@agric-econ.uni-kiel.de

Ev. Altenhilfezentrum Lünen-Süd, Rita Lischewski, Bebelstr. 200, 44532 Lünen, Tel. 01 75/3 21 53 59

„Leben mit Tieren e.V.", Geschäftsstelle Hessen, Kerstin Jung, Aubernweg 4, 35435 Wettenberg, Tel. 06 41/9 80 54 92

„Leben mit Tieren e.V.", Karin Klümper, Uhlandstr. 23, 46414 Rhede, Tel. 0 28 72/59 67

Im Verhaltenstest werden Besuchshunde u. a. darauf geprüft, dass
sie:

- niemanden erschrecken
- Personen nicht anspringen
- nicht aggressiv auf ungewohnte Bewegungsmuster reagieren.

Außerdem ist wichtig, dass Hunde, die größere Menschengruppen
besuchen sollen, darin Übung bekommen, in Menschengruppen
nicht unruhig zu werden. Sie dürfen sich nicht verkriechen und
scheu sein, sondern sollten sich beispielsweise auch anfassen lassen.
Die Tiere dürfen sich durch laute Geräusche, verschiedene Gerüche
und größere Menschengruppen nicht irritieren lassen.

 Tipps für die Praxis

Es ist darauf zu achten, dass Tiere im Besuchsdienst grundsätzlich
geduldig und freundlich sind. Ihr Wesen muss ruhig, ausgeglichen
und zutraulich sein.
Sie dürfen sich auch durch bedrohliche Situationen nicht provo-
ziert fühlen, sondern sollen dann lediglich aus der Situation gehen.
Sie sollten im Umgang mit möglicherweise für sie bedrohlichen
Gegenständen wie Gehstöcken, Stützen und Rollstühlen vertraut
gemacht werden.

Tiere und ihre BesitzerInnen lernen

Freiwillige, die sich für den Besuchsdienst bewerben, werden im
Berliner Verein gründlich nach ihrer Motivation und ihren Vorstellungen zum Einsatz befragt. Im Einführungsgespräch lassen sich
bereits viele Fragen klären. Der nächste Schritt für Neulinge ist
schließlich die Hospitation bei erfahrenen Besuchsdiensten. Dabei
lernen Freiwillige, die mit ihrem Hund kranke Menschen besuchen
wollen, was von ihnen und ihren Tiere im Umgang mit Bewohner-
Innen erwartet wird. Regelmäßig werden Freiwillige beim Berliner
Verein deshalb auch zum Umgang mit alten, kranken oder behinderten Menschen geschult.

- Tierbesitzer müssen darauf achten, dass ihre Tiere keinesfalls BewohnerInnen verletzen, deshalb müssen **Krallen** immer **kurz** ge-
  schnitten sein, z. B. wenn Tiere ihre Vorderpfoten zu Bewohner-

Innen aufs Knie legen. Evtl. bekommen die Tiere Babysöckchen angezogen, damit ihre Pfoten nicht verletzen.
- TierbesitzerInnen lernen, wie auch BewohnerInnen Tiere füttern können, ohne dabei Schmerzen zu haben. Beispielsweise ist beim „**unterstützten Füttern**" eines Hundes darauf zu achten, dass dieser die Arme von BewohnerInnen nicht herunterdrückt und Schmerzen verursacht, sondern stattdessen Armlehnen genutzt werden und Hunde lernen, versteifte, verkrümmte Hände nicht willkürlich aufzubiegen.

Fallbeispiel
Natürlich gibt es für den Besuchshund Bello von „seiner" Bewohnerin auch immer ein „Leckerli", das die Hundebesitzerin vorsorglich mitbringt. Ganz vorsichtig nimmt der Hund den Hundekuchen aus der verkrümmten, zittrigen Hand der halbseitig gelähmten Frau. Zum Abschied bekommt Bello nun wieder seine Kenn-Decke, die ihn als Therapiehund auszeichnet, umgelegt. Für Frau Schneider, die im Stuhl sitzt, gehört es zur Abschiedszeremonie, dass der Hund noch einmal eine Pfote auf ihr Knie legt. Beide freuen sich schon auf den nächsten Besuch.

TierbesitzerInnen im Besuchsdienst, die in der Regel wenig Erfahrung im Umgang mit alten Menschen und deren Behinderungen haben, nutzen gern das kostenlose Angebot des Berliner Tiervereins zu praxisbezogenen **Schulungen**. Um Sicherheit im Umgang mit alten Menschen zu bekommen, sind für Freiwillige u. a. folgende Themen interessant und werden regelmäßig angeboten:
- „**Menschenthemen**" wie Gesprächsführung, Umgang mit Behinderungen, Hygiene, Informationen zu Demenz oder Sterbebegleitung.
- „**Tierthemen**" wie Akupunktur oder Entspannungsübungen für Hunde.

Zusätzlich zu allen Schulungen wird beim Berliner Verein monatlich ein Sonntagsspaziergang durchgeführt. Vereinsmitglieder bieten diesen Treff an, um die Tiere mit ihren BesitzerInnen zu erleben und den Gesundheitszustand und die Verfassung der Tiere zu kennen.

2

■ *Freiwillige brauchen Anerkennung*

Seit sechs Jahren hat der Verein Festverträge mit 36 Einrichtungen, die von Freiwilligen mit ihren Hunden besucht werden. Die HundebesitzerInnen erfahren im Verein Wertschätzung und Anerkennung. Auch hier hat sich die Erkenntnis durchgesetzt, Freiwilligenengagement ist wie im Bremerhavener Projekt (☞ 1.3.2 und 1.3.5) das Kapital des Vereins und bedarf entsprechender Würdigung, Anerkennung und Öffentlichkeitsarbeit.

Deshalb gibt es im Berliner Verein für Freiwillige u. a.

- eine monatliche Aufwandsentschädigung, die zur Hälfte von Berliner Senat gezahlt wird
- regelmäßige Hundebesitzertreffen mit Schulungen zu Themen der Hundehalter (☞ oben)
- Urkunden, Plaketten und Anerkennungsgeschenke (sogenannte Give-aways)
- die Plakette „Therapiehund" von der FU Berlin, die ein Hund nach sechs Monaten regelmäßiger Heimbesuche erhält
- Kenn-Decken für den Hund mit dem Therapiehund-Logo, Rucksäcke mit „Leckerli" für den Hund.

 Tipps für die Praxis

Beim Einsatz von Freiwilligen für Besuchsdienste:

▶ **Klare Aufgabenverteilung** auf beiden Seiten. Beispielsweise können die Freiwilligen die BewohnerInnen zwar besuchen, aber nicht Gruppen von BewohnerInnen in einem Raum zusammenholen.

▶ **Transparente Strukturen** der Vereins- und Freiwilligenarbeit. MitarbeiterInnen und Freiwillige müssen gegenseitige Aufgabenbereiche, Verantwortungen und AnsprechpartnerInnen kennen.

▶ **Intensive Kommunikation** auf unterschiedlichen Ebenen zwischen Pflegekräften, BewohnerInnen, Vereinsmitgliedern und Freiwilligen. Besuche sollten regelmäßig gemeinsam ausgewertet werden.

▶ **Wertschätzung der Besuchsdienste.** Freiwillige nicht als störende „Hilfskräfte" an den Rand drängen, sondern als Partner mit fest umrissenen Aufgaben ernst nehmen.

2

▶ **Ansprechpartner** für Freiwillige in Krisensituationen während der Besuche **sichern.**

■ *Kosten und Verträge*

Der Berliner Verein bietet Hundebesuchsdienste seit 1994 an. Seit 2000 sind auch Kaninchenbesuche in der Probephase. Ein zusätzliches Angebot, die so anschmiegsamen Kaninchen selbst abzuholen und einzusetzen, hat bisher noch keine Pflegeeinrichtung nutzen wollen.

Für Hundebesuche macht der Verein nach vier Wochen der Probezeit wie bereits erwähnt, Festverträge mit Einrichtungen. Ein bis zwei Stunden dauert so ein wöchentlicher Besuch. Alle Besuche werden in Berlin anfangs von der hauptamtlichem Sozialpädagogin des Vereins begleitet.

Ein Besuchshund kostet die Einrichtungen neun Euro pro Woche. Werden zwei Hunde bestellt, kommt schon ein dritter Vierbeiner kostenlos mit, sozusagen als „Bonbon".

So können ganze Pflegestationen erreicht werden, und jeder Besuch wird zum kleinen Festtag für ein ganzes Altenheim.

 Tipps für die Praxis

▶ Gruppenbesuche z. B. im Rahmen der Betreuung Demenzkranker organisieren, ein Tier kann mehreren Personen Zuwendung zeigen.

▶ Hundebesuche lassen sich auch als Rundgang über eine Station organisieren.

▶ Tierbesuche für Spaziergänge von BewohnerInnen nutzen.

▶ Freigehege schaffen, in denen Tiere von z. B. ABM-Kräften (☞ 1.4) betreut und regelmäßig von BewohnerInnen besucht werden können.

Was wissenschaftlich längst untermauert ist, wünschen sich auch die Mitglieder des Vereins:

• Dass prophylaktische Arbeit mit Tieren Anerkennung findet als Co-therapeutische Arbeit, die Kosten einsparen kann.

2

- Dass Entscheidungsträger für Finanzverteilungen, zu denen
  auch die Krankenkassen gehören, tiergestützte Pädagogik und
  Therapie als gesundheitsmedizinische Leistung bewusst anerkennen, nutzen und finanzieren.

Schließlich kann diese Arbeit kranken Menschen nicht nur Spaß,
Lebensfreude und Selbstbewusstsein zurückbringen, sondern hilft
beispielsweise auch, Medikamentenkosten einzusparen.

Fallbeispiel
Pünktlich am Mittwochvormittag besucht Religionslehrerin Frau Hinz
Herrn Stolpe mit ihrem Hund in seiner Wohnung. Herr Stolpe, der
sonst nie Besuch bekommt, alle Menschenkontakte und Therapien
ablehnt und kaum redet, wartet schon und freut sich offensichtlich
auf den Vierbeiner. Längst sind die beiden vertraut und begrüßen
sich entsprechend. Herr Stolpe setzt sich schließlich in seinen Sessel,
brummelt ein bisschen und krault „seinen" Hund ausgiebig, der ihm nun
sanft die Pfote aufs Knie gelegt hat. Die Hundebesitzerin hält sich
getrost im Hintergrund und lässt die beiden nach Herzenslust mit-
einander spielen.[18]

2.3 Innovative Projekte zur stationären Betreuung demenzkranker Menschen

2.3.1 „Haus Schwansen" in Rieseby

■ Das Konzept

Das „Haus Schwansen" in Rieseby, einer kleinen Gemeinde in
Schleswig Holstein, ist in Pflege-Fachkreisen längst zum Marken-
zeichen für die Betreuung Demenzkranker mit herausforderndem
Verhalten geworden. So nahm das ZDF am 5. 5. 2002 unter anderen die Arbeit im „Haus Schwansen" zum Anlass, einen viel be-
achteten Beitrag mit dem Titel „Neue Wege in der Pflege" zu senden.

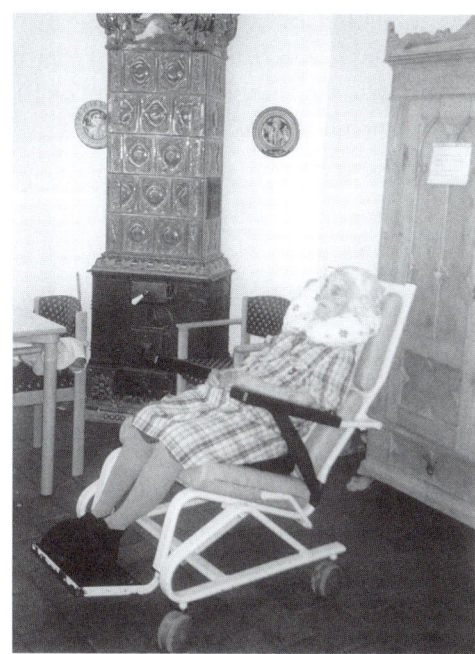

Abb. 6: Auch schwer-
kranke alte Menschen
können sich im „Haus
Schwansen" in Rieseby
wohl fühlen.

 MitarbeiterInnen im „Haus Schwansen" machen es sich zur
Aufgabe, einen Raum zu schaffen, in dem demenzkranke
Menschen ihren Fähigkeiten und Verlusten entsprechend le-
ben und in Würde sterben können.[19]

Träger der privaten Pflegeeinrichtung ist eine gemeinnützige GmbH.
Die Einrichtung finanziert sich über Pflegesätze. Doch diese sind
nicht ausreichend, da für Wohngruppenbetreuung schwer demenzkranker Menschen mehr Personal eingesetzt werden muss. Die Geschäftsführung verhandelt daher über einen gesonderten Pflegesatz
für die Wohngruppenbetreuung nach dem Beispiel Polle (☞ 2.3.2).

 Professionelle Betreuung demenzkranker Menschen bedarf
besonderer finanzieller Mittel über die normalen Pflegesätze

2

hinaus, darüber sind sich Experten längst einig. Wie die Finanzierung möglich sein kann, zeigen zwei Beispiele: Die „Gemeinsame Vereinbarung über die besondere stationäre Dementenbetreuung in Hamburg" und die „Vereinbarung zur besonderen stationären Dementenbetreuung" des Seniorenpflegeheims Polle.[12]

Weil MitarbeiterInnen Erfahrungen auch weitergeben wollten, wurde zusätzlich das „Haus Schwansen Seminar", in Trägerschaft des „Vereins zur Förderung der Altenhilfe e.V." gegründet (☞ unten). Das Seminar ist im Haus angesiedelt, so dass eine enge Anbindung an die Praxis besteht. Was hier in Fortbildungen gelernt werden kann, ist im Pflegeheim unmittelbar überprüfbar.

Die Heimkonzeption, für das „Haus Schwansen" bereits 1994, ein Jahr nach seiner Eröffnung, den **Internationalen Hartmann-Altenpflegepreis** erhielt, basiert auf Sinn- und Wertfragen humanistischer Psychologie und orientiert sich an der Bedürfnistruktur nach Maslow.[19]

 Der amerikanische Psychologe Abraham Maslow (1908–1970) beschreibt, dass Ressourcen (Fähigkeiten) eines Menschen auch dessen Bedürfnisse bezeichnen. Für MitarbeiterInnen im „Haus Schwansen" bedeutet das, den Pflegeprozess **fähigkeitsbezogen** zu gestalten und nicht versorgend und defizitorientiert.

MitarbeiterInnen wählten aus der Bedürfnis-Hirarchie von Maslow solche Bedürfnisse aus, die nach ihrer Auffassung bei pflegebedürftigen Menschen besonders berücksichtigt werden müssen. Diese Bedürfnisse wurden nicht nur definiert, sondern auf ihrer Basis wurden **Leistungsbeschreibungen** für jede Abteilung verfasst. So läßt sich beispielsweise das **Ich-Bedürfnis nach Unabhängigkeit** für unterschiedliche Abteilungen deutlich machen:[19]

2

- **Unabhängigkeit im Pflegebereich** bedeutet, ohne Rechtfertigungszwang gegenüber einer anderen Person zu denken und zu handeln. Beispielsweise
  - wird versucht, die Erwartungen und Wünsche der BewohnerInnen nach Unabhängigkeit zu verstehen und frühere Lebensumstände zu berücksichtigen
  - wird versucht, eine Umgebung zu schaffen, die es BewohnerInnen erlaubt, soviel wie möglich ohne fremde Hilfe selbst zu tun.
- **Unabhängigkeit im Küchenbereich** bedeutet, ohne Rechtfertigungszwang gegenüber einer anderen Person zu denken und zu handeln. Beispielsweise
  - werden Entscheidungen der BewohnerInnen bezüglich etwaiger Diätvorschriften akzeptiert
  - wird das Umfeld des Essens so gestaltet, dass BewohnerInnen soviel wie möglich für sich selber tun können.
- **Unabhängigkeit bei der Beschäftigung** bedeutet z. B., dass
  - versucht wird, ein vielfältiges Angebot zu entwickeln, damit BewohnerInnen so viel wie möglich ohne Hilfe selbst tun können
  - BewohnerInnen ermutigt werden, unabhängig zu denken und zu handeln.
- **Unabhängigkeit im Wäschereibereich** bedeutet z. B., dass
  - persönliche Vorstellungen der BewohnerInnen von Sauberkeit und Beschaffenheit ihrer Wäsche akzeptiert werden
  - Ordnungsvorstellungen der BewohnerInnen beim Einsortieren von Wäsche in ihren Schränken respektiert werden.

In Kontex dieser Leistungsbeschreibungen wurden **Handlungskonzepte**[19] realisiert, die möglichst ganzheitlich den Bedürfnissen Demenzkranker gerecht werden sollen. Diese gedanklichen Orientierungsmodelle beschreibt die Geschäftsführerin Mechthild Lärm mit dem Bild eines **Werkzeugkoffers**, dessen Werkzeug in Form von Handlungskonzepten alle MitarbeiterInnen zur Verfügung haben müssen. Zu diesen „Werkzeugen" gehören im „Haus Schwansen":

- Milieugestaltung
- Integrative Validation® (IVA) nach Richard
- Basale Stimulation®
- Kinästhetik in der Pflege
- Musiktherapie.

2

Die Arbeit nach diesen Handlungskonzepten ist für alle MitarbeiterInnen verpflichtend. Doch weil auch Konzepte sich in einem ständigen Entwicklungsprozess befinden und Weiterentwicklung von Qualität gesichert sein soll, gibt es neben monatlichen Leitungsbesprechungen **Arbeitsgruppen**, die sich mit der Weiterentwicklung von Handlungskonzepten befassen wie:

- Integrative Validation®
- Kinästhetik
- Basale Stimulation®
- Weiterentwicklung des Wohngruppenkonzeptes und des Heimkonzeptes
- Weiterentwicklung der Pflegedokumentation
- Entwicklung von Pflegestandards.

Weitere Führungsinstrumente sind monatliche Mitarbeiterbesprechungen, Besprechungen der Pflegefachkräfte, jährliche Fördergespräche mit allen MitarbeiterInnen und Supervisionsangebote.

Der Lebensraum

Milieugestaltung
Milieugestaltung im „Haus Schwansen" hat zum Ziel, das Umfeld der kranken Menschen bewusst zu gestalten, indem der Lebensraum in der Einrichtung den Verhaltensauffälligkeiten und Symptomen der Erkrankten möglichst angepasst wird.[20]

Anliegen der Milieutherapie ist es, den äußeren Rahmen und die Ebenen der Begegnung an den Krankheitsprozess anzupassen und nicht die Kranken an die Bedingungen der Einrichtung. Die Milieutherapie soll die emotionalen, kognitiven, physischen und sensorischen Einschränkungen der Kranken ausgleichen und ein weitestgehend **ungestörtes**, menschenwürdiges und der persönlichen Lebensgeschichte angepasstes Leben ermöglichen.

2

Zu einem bewusst gestalteten Umfeld, dass demenzkranken Menschen trotz ihrer Anpassungsstörungen ein möglichst spannungs- und stressfreies Leben ermöglicht[20] und ihre persönliche Lebensgeschichte berücksichtigt, gehören

- die räumliche Gestaltung
- die Tagesstrukturierung
- die Haltung der MitarbeiterInnen
- der Umgang mit den Demenzkranken.

Räumliche Gestaltung

Die räumliche Umgebung stellt eine Balance zwischen Reizanregung und Gestaltung nach dem Normalitätsprinzip her. Dies bedeutet beispielsweise, dass

- Sinnesreize (sehen, hören, riechen, tasten) aufeinander abgestimmt werden
- die Beleuchtung hell und schattenfrei ist (500 Lux in Augenhöhe)
- die Räume übersichtlich gestaltet sind, ausreichend Orientierung bieten und dem Bewegungsdrang Rechnung tragen
- Oberflächen möglichst so gestaltet sind, dass sie den Tastsinn anregen.

 Raume für demenzkranke Menschen sollten

- **übersichtlich** sein, damit Kranke nicht das Gefühl von Enge und Chaos bekommen
- **Bewegungsfreiheit** ermöglichen
- gut **beleuchtet** und belüftet sein
- **Orientierungshilfen** anbieten
- die **Sinne anregen**, aber auch **Ruhezonen** haben.

Das Umfeld der BewohnerInnen im „Haus Schwansen" entspricht ihren individuellen Ansprüchen und vermittelt damit Sicherheit, in alten Gewohnheiten weiter leben zu können. Es soll „so normal" wie möglich den biografischen Hintergründen entsprechen und keine „künstlichen Welten" schaffen.

2

Fallbeispiel

Weil fast alle BewohnerInnen in ländlicher Umgebung aufgewachsen sind, ist der Bezug zur Natur wichtig. Der „beschützte" Garten mit weiträumigen Rundwegen läd zu Spaziergängen ein. Große Fenster und offene Türen regen dazu an, mit der Natur in Kontakt zu kommen und sich im Garten aufzuhalten. Schon morgens früh sind Bewohner-Innen im Garten unterwegs und prüfen, ob es nun endlich „Ernte-wetter" wird.

Tagesstrukturierung

Fallbeispiel

Es ist eine unruhige Nacht in der Wohngruppe, vielleicht macht einigen das heiße Sommerwetter zu schaffen. Doch der Nachtwache ist bewusst, es geht keinem Demenzkranken besser, wenn er genötigt wird, im Bett zu liegen, obwohl er nicht mag. Es ist in Ordnung, dass einige BewohnerInnen auf den Fluren „wandern". Frau Riegel hat sich auf das Sofa im Flur gelegt, eine andere sitzt im Sessel und schläft jetzt. Auch, dass in einem Bett nun zwei Menschen friedlich schlafen, ist für die Nachtwache kein Grund zu stören.

Gewohnheiten, Vorlieben und Bedürfnisse der BewohnerInnen prägen die Strukturen und Abläufe dieser Pflegeeinrichtung[19]. Niemand muss um acht Uhr gekämmt am Frühstückstisch sitzen, sondern die gesamte Organisation bis hin zur Dienstplangestaltung orientiert sich flexibel an den Gewohnheiten der Demenzkranken. Bezugspflege ist möglich, weil die Wohngruppen mit jeweils 12 BewohnerInnen eine überschaubare Größe haben. Wegen ihrer Desorientierung – sie gehen in fremde Zimmer, benutzen fremdes Eigentum – werden die BewohnerInnen in homogenen Gruppen betreut. Diese schützen die Kranken vor der berechtigten Verärgerung der orientierten HeimbewohnerInnen.

„Viele MitarbeiterInnen aus anderen Einrichtungen berichten in Seminarveranstaltungen von ihrem Stress mit Demenzkranken. Wir haben sehr bald gemerkt, wenn wir uns in unserer Kommunikation und unserer Organisation verän-

2

dern, dann hört der Stress auf. Wenn wir von diesen Menschen etwas wollen, was sie nicht verstehen und umsetzen können, dann machen sie natürlich Stress. Wenn wir versuchen, unsere an der Realität orientierten Strukturen und Vorstellungen durchzusetzen, dann haben wir nur Aufregung und Ärger. Wenn wir Einrichtungen jedoch so gestalten und uns so verändern, dass die kranken Menschen so sein können, wie sie sind, dann geht es uns allen besser." M. Lärm

Rituale bestimmen die Tagesstruktur im „Haus Schwansen". Sie prägen den individuellen Ablauf der Körperpflege ebenso wie die Gestaltung des Frühstücks oder den Ablauf während der Beschäftigungstherapie. So wurden z. B. Trinkrituale bei der Beschäftigungstherapie eingeführt, weil es schwierig war, einzelnen BewohnerInnen die ausreichende Mengen Flüssigkeit zu geben. Zu einem der ungewöhnlichen Wege, die MitarbeiterInnen im „Haus Schwansen" gehen, um Schwerstkranken zu erreichen, gehört beispielsweise die **Taizé-Andacht** (☞ unten).

 Tipps für die Praxis
Rituale sind Handlungsabläufe, die den Charakter einer Zeremonie haben. Aus Gewohnheiten können sich im Laufe des Lebens eines Menschen Rituale entwickeln, die tief verankert sind in der Gefühlswelt, die Sicherheit vermitteln und beruhigen, weil alles so ist „wie immer".

Um stressfreier mit demenzkranken Menschen leben zu können, ist es erforderlich, dass bestehende Strukturen immer wieder überdacht und angepasst werden.

 Tipps für die Praxis
Im Umgang mit demenzkranken Menschen
▶ den äußerlichen Rahmen so gestalten, dass diese Menschen ungehindert „Sein" können
▶ Abläufe und Organisationsstrukturen an den Bedürfnissen und Einschränkungen der BewohnerInnen ausrichten

▶ räumliche Bedingungen so gestalten, dass sie Sicherheit vermitteln und den Gewohnheiten der BewohnerInnen entsprechen

▶ tagesstrukturierende Abläufe schaffen und auch an Wochenenden und Feiertagen einhalten

▶ ihre Gewohnheiten kennen, um daraus Rituale zu entwickeln, die den Betreuungsalltag für alle erleichtern können.

Biografiearbeit wird als ein wichtiges Instrument genutzt, individuelle Rituale kennen zu lernen oder entwickeln zu können, die den Lebensgewohnheiten eines Menschen entsprechen, ihm Sicherheit, Bestätigung und Möglichkeiten zum Tätigwerden bieten.

Fallbeispiel

*Im Umland eines Pflegeheimes ist es seit Jahrzehnten üblich, dass sich Männer, die sich kennen und treffen, stehen bleiben, mit ihrem Vornamen ansprechen und dabei die Hand schütteln. Dieses **Begrüßungsritual** zu entdecken, war eine wichtige Hilfe, einige sehr zurückgezogen lebenden Bewohner morgens zu aktivieren. Wenn ein Pfleger sie früh mit Namen anspricht, ihnen die Hand schüttelt und sie zum Frühstück einlädt, fühlen sie sich angenommen und kommen gern zum Tisch.*

Haltung der MitarbeiterInnen

Von MitarbeiterInnen im „Haus Schwansen" wird erwartet, dass sie sich auf die demenzkranken Menschen einstellen können und versuchen, zu spüren was gerade in einem Bewohner vorgeht. „Wenn es ihnen gelingt, kleine Signale zu erkennen, darauf einzugehen und Kontakt zu einem Bewohner herzustellen, war es ein guter Tag", so die Heimleiterin.

Für die Fachkompetenz der MitarbeiterInnen wird deshalb durch die Leitung der Einrichtung viel getan. Um die Handlungskonzepte der Einrichtung als eigenes Werkzeug nutzen zu können, muss gelernt und geübt werden. Ein hohes Reflexionsvermögen gehört dazu. Deshalb bietet die Einrichtung ihren MitarbeiterInnen

• viele Kommunikations- und Reflexionsmöglichkeiten auf unterschiedlichen Mitarbeiterebenen

• regelmäßige Zusammenarbeit in Arbeitsgruppen

- umfangreiche Fortbildungsangebote
- viele Gestaltungsmöglichkeiten im Rahmen einer klaren hierarchischen Struktur.

Hier ist die Kooperation mit der Fortbildungseinrichtung „Haus-Schwansen-Seminar" hilfreich (☞ unten). So können MitarbeiterInnen nicht nur überdurchschnittlich viele Fortbildungen nutzen, sondern diese sind für den Träger auch besonders kostengünstig.

Auch im „Haus Schwansen" werden aus Kostengründen nicht ausschließlich Pflegefachkräfte beschäftigt. Neben AltenpflegerInnen, Krankenschwestern und -pflegern arbeiten auch angelernte BetreuerInnen sehr erfolgreich mit Demenzkranke. Entscheidend ist für den Träger, dass MitarbeiterInnen Empathie und Wärme im Umgang mit Kranken entwickeln können. Es wird erwartet, dass sie sich auf das Heimkonzept einlassen können und sich die Handlungskonzepte in Fortbildungen aneignen wollen.

Das Fundament anerkannter professioneller Arbeit jeder Pflegeeinrichtung basiert unumstritten auf **Führungsqualitäten** ihrer Leitungsmitglieder. Wenn Qualitätssicherung als von „oben verordnet" erlebt wird, erscheint sie als Druck und Kontrolle von Leitungen. MitarbeiterInnen haben sich dann zu passiven Gestaltern eines normierten und normativ geregelten „Produktes Pflege" machen lassen. Häufig sind Altenpflegeeinrichtungen in der derzeitigen Situation dann durch zunehmende Unsicherheit und Gewährenlassen geprägt.

Im „Haus Schwansen" wird die Idee des **partizipativen** (partzipieren: sich beteiligen) **Führungsstils** verfolgt.[19] Das heißt, Ziele werden gemeinsam auf Besprechungen und Workshops mit schriftlich formulierten Zielvereinbarungen erarbeitet und sind dann für alle MitarbeiterInnen bindend. Schöpferische Entscheidungen, die im Einvernehmen getroffen wurden, werden ausdrücklich begrüßt.

Diese Form der Führung erfordert mehr organisatorischen Aufwand, trägt aber deutlich zur Motivation der MitarbeiterInnen bei.

2

Das kreative Potenzial der MitarbeiterInnen wird angesprochen und als erwünscht erlebt. MitarbeiterInnen haben Gestaltungsspielräume in ihrer Arbeit und werden ermutigt, diese zu nutzen. Verantwortlichkeiten und Kompetenzen sind klar definiert.

 Führungskräfte müssen Führung übernehmen wollen. Dazu brauchen sie kommunikative Kompetenzen, klare Ziele und Durchsetzungsfähigkeit. Sie müssen in der Lage sein, MitarbeiterInnen zu führen, d. h. über Coachingkompetenz verfügen.

Führungskräfte sollten in der Lage sein, MitarbeiterInnen so zu führen und zu fördern, dass ein professionelles Miteinander möglich wird. MitarbeiterInnen müssen sich unabhängig von ihrer Qualifikation beachtet, gefördert und wertgeschätzt fühlen. Nur eine Leitung, die selbst eine gefestigte innere Haltung und ein positives Menschenbild hat, kann positive Entwicklungen und Veränderungen überzeugend unterstützen. Leitende MitarbeiterInnen müssen psychisch stabil und „menschlich" sein, um MitarbeiterInnen mit unterschiedlichsten Lebensvorstellungen und Qualifikationen für gemeinsame Ziele verbünden zu können.

 Tipps für Führungskräfte
- ▶ Führung bewusst wahrnehmen.
- ▶ MitarbeiterInnen selbst Lösungen finden lassen und testen, wie diese „funktionieren".
- ▶ Erkennen und fördern, was MitarbeiterInnen an Stärken und Ressourcen mitbringen und im Alltag nutzbringend einsetzen können.
- ▶ MitarbeiterInnen Anerkennung und Wertschätzung geben.
- ▶ Strukturen am Bedarf der BewohnerInnen und MitarbeiterInnen orientieren und MitarbeiterInnen befähigen, damit umzugehen.
- ▶ Leitbilder und praktikable Handlungskonzepte nicht „am grünen Tisch", sondern gemeinsam entwickeln.

Umgang mit Demenzkranken

Viele Verhaltensweisen demenzkranker Menschen sind eine tägliche Herausforderung an das Verhalten, Wissen und Können ihrer BetreuuerInnen. Ein häufig geschildertes Problem ist bei Demenzkranken beispielsweise der zunehmende Verlust über die Kontrolle der Ausscheidungen. Dies ist auch für die Kranken eine große Belastung. Sie brauchen Wertschätzung und einfühlendes Verhalten gegenüber ihrer Unsicherheit.

Fallbeispiel

Weil Frau Bittner nachts nicht zur Toilette ging, sondern ihre nassen Schlüpfer unter das Kopfkissen legte oder die benutzte Inkontinenzhilfe in den Kühlschrank, überlegten die Pflegekräfte und stellten ihr schließlich einen klassischen Nachttopf unter das Bett. Dieser war nun morgens stets gefüllt, auch die Inkontinezhilfen wurden überflüssig. Die Bewohnerin ging zwar am Tag auch nicht zur Toilette, aber sie benutzte einen in die Zimmerecke gestellten Eimer, wie sie es aus ihrer Kindheit von zu Hause kannte.

Neben der empathischen Grundhaltung im Umgang mit demenzkranken BewohnerInnen ist es ein Anliegen im „Haus Schwansen", MitarbeiterInnen zu befähigen, den Kranken Sicherheit und Wertschätzung zu vermitteln. Um dies zu können, werden beispielsweise alle MitarbeiterInnen regelmäßig in der Anwendung **Integrativer Validation**, (IVA), als eine wertschätzende Umgangsform gegenüber Demenzkranken geschult.

Das Kommunikationsverhalten der MitarbeiterInnen muss sich dem Schweregrad der Demenz anpassen können. Dazu gehören eine klare Sprache und kurze Sätze, die den Fähigkeiten Verwirrter entspricht. IVA verzichtet auf Fragetechniken, verwirrte Menschen werden nicht mit ihrem Verhalten oder ihren Aussagen konfrontiert. Pflegetätigkeiten und Gespräche orientieren sich an Ritualen und der Lebensgeschichte der Kranken.[19]

Integrative Validation® bedeutet in der Praxis,

- sich zu bemühen, jeden Kranken so zu akzeptieren, wie er ist

2

- zu entdecken, wertvoll zu finden und zu nutzen, was im Moment bei einem demenzkranken Menschen vorhanden ist.

Basale Stimulation®, kann als Handlungskonzept in die Pflege integriert werden, um mit Schwerkranken in Beziehung zu treten. Nonverbale Kontaktaufnahme durch Basale Stimulation® wird im „Haus Schwansen" deshalb als eine Möglichkeit genutzt, Menschen im späten Stadium einer Demenzerkrankung zu erreichen. Pflegende machen Angebote, die aus der Lebensgeschichte und Beobachtung eines Menschen erarbeitet sind. Basale Stimulation® wird auf diese Weise in die Körperpflege, Mobilisation oder Ernährung integriert. Dies jedoch immer bedarfsorientiert, d. h. so wie es von einem pflegebedürftigen Menschen angenommen wird. Deshalb setzen auch Angebote Basaler Stimulation® genaue Beobachtung der Reaktionen der Kranken voraus.

Fallbeispiel

BewohnerInnen in Rollstühlen und Liegesesseln sitzen im Halbkreis um einen mit rotem Tuch bedeckten Tisch auf dem Kerzen brennen. Ruhige Musik klingt durch den sonst stillen Raum. Die Kranken sitzen mit offenen oder geschlossenen Augen, es ist nicht deutlich, wie wach sie sind und was sie wahrnehmen. Mitarbeiterinnen streichen ihnen duftende Öle auf die Hände oder ins Gesicht. Manche erwachen aus ihrem Dämmerzustand, für einen Augenblick zumindest. Eine Frau blinzelt vorsichtig ins Licht und sagt zu der vor ihr knienden Mitarbeiterin mit offenen Augen: Danke.[21]

 Tipps für die Praxis

▶ Allen MitarbeiterInnen, die bei Demenzkranken tätig sind, regelmäßige Schulung im Gebrauch von Intergrativer Validation® ermöglichen

▶ Pflegende in der Anwendung von Basaler Stimulation® schulen

▶ Zur körperlichen Entlastung allen MitarbeiterInnen die Handlungskonzepte von Kinästhetik in der Pflege vermitteln.

2

Kinästhetik in der Pflege

Kinästhetik ist keine feststehende Technik, sondern bietet sich als Bewegungskonzept für individuelle Umgangsformen bei Menschen an, die Unterstützung brauchen. Pflegende müssen täglich unterstützungsbedürftige, demenzkranke Menschen mit Wahrnehmungseinschränkungen und zunehmenden Kommunikationsproblemen von einem Ort zum andern bewegen. Dazu benötigen sie Konzepte, dies ohne körperliche Schäden tun zu können. Ziel des Handlungskonzeptes Kinästhetik im „Haus Schwansen" ist es u. a., diese praktischen Hilfen im Arbeitsalltag allen MitarbeiterInnen als „Handwerkszeug" zur Verfügung zu stellen. So lernen sie beispielsweise, dass es möglich ist, Gewichte zu leiten statt zu heben.

Fallbeispiel
Die Bewohnerin Frau Schweder ist gefallen und liegt unverletzt, aber hilflos auf dem Rücken im Flur. Statt sie hoch zu zerren, holt sich die Betreuerin einen Stuhl und stellt ihn in Reichweite. So wie Kleinkinder selbstständig lernen aufzustehen, hilft die Betreuerin nun Frau Schweder, sich aufzurichten: Sie unterstützt sie, sich auf den Bauch zu drehen. Nach einer Pause kann die Frau in den Kniestand „krabbeln", indem sie die Arme aufstützt, sich im Oberkörper anhebt und die Hände auf den Stuhlsitz stützt. Nun braucht die Betreuerin nur einen Fuß der Frau auf den Boden setzen und mit eigener Kraft richtet sich Frau Schweder auf.

Grundsätze medikamentöser Therapie

Im „Haus Schwansen" werden viele BewohnerInnen mit **Psychopharmaka** behandelt. Die Heimleiterin nennt dafür einige **Regeln:**
- Für die Therapie ist ausschließlich der Nervenarzt zuständig.
- Verhaltensauffälligkeiten werden nur dann mit Psychopharmaka behandelt, wenn weniger eingreifende therapeutische Maßnahmen nicht ausreichend sind.
- Psychopharmaka werden grundsätzlich nur zur Linderung des Leidensdruckes der Kranken verwendet, nicht zur Entlastung der Umgebung.
- Die Verordnung von Medikamenten wird mit den rechtlichen BetreuerInnen mit dem Aufgabenkreis Gesundheitssorge be-

sprochen. Diese müssen über Wirkungen, Nebenwirkungen und Alternativen aufgeklärt werden und ihre Zustimmung geben.

- Die Wirkungen und Nebenwirkungen werden beobachtet und dem Nervenarzt in vereinbarten Zeitabständen schriftlich gemeldet.
- Verordnungen „bei Bedarf" sind nur zulässig, wenn die Ausnahmesituation genau beschrieben ist, die Dosis und ggf. die Wiederholung der Gabe mit Zeitabstand festgelegt sind.

Die Einhaltung dieser Regeln bewirkt, dass bei vielen BewohnerInnen die Menge und die Dosis der verordneten Medikamente mit der Dauer des Heimaufenthaltes deutlich abnimmt.[19]

Musiktherapie

 Mit Musik und Singen sind in der Regel alle, auch stark wahrnehmungseingeschränkte, Menschen zu erreichen.

Musik und Gesang werden im „Haus Schwansen" vielfältig genutzt. Die MitarbeiterInnen im Pflegeheim sind keine Musiktherapeuten, doch sie arbeiten bewusst mit Musik. Singen gehört hier zur Tagesstruktur. MitarbeiterInnen nutzen den Schatz an Volksliedern, Schlagern, Marsch- und Festtagsmusik, um gemeinsam mit den Kranken zu singen, um so Situationen emotional aufzunehmen und zu bewältigen.

Fallbeispiel
Für eine schwerkranke Frau singt die Pflegerin morgens regelmäßig in niederdeutscher Sprache, in der die Frau „zu Hause" ist. „... dat du mi Leevsten büst, dat du wohl weest ...", und erleichtert damit beiden den schwierigen Prozess des Waschens und Anziehens.[19]

Im „Haus Schwansen" gehört es neben regelmäßigem Singen zu den tagesstrukturierenden, musikalischen Ritualen, dass zum Essen im Hintergrund Barockmusik spielt, zum Kaffeetrinken ist Walzermusik angesagt und sonntags um 11 Uhr gibt es Marschmusik zum

Kirchenschnaps. Auch Übergänge im Tagesablauf werden singend gestaltet, z. B. ist es üblich, nach dem Frühstück gemeinsam zu singen. Oft weisen auch „selbstgemachte Lieder" auf die nachfolgende Aktivität hin, z. B. wird angestimmt, „wir haben Hunger, Hunger ...", wenn das Holpern des Essenwagens die Mittagsmahlzeit ankündigt. Auch mit Schlafliedern machen MitarbeiterInnen im „Haus Schwansen" gute Erfahrungen, wenn Erkrankungen so weit fortgeschritten sind, dass persönliche Rituale der Kranken nicht mehr erkennbar sind.

 Tipps für die Praxis

Lieder und Musik nie nur als „Hintergrundberieselung" unkontrolliert laufen lassen, sondern bewusst einsetzen, damit Menschen z. B.

▶ sich entspannen
▶ munter werden und aus ihrer Lethargie herauskommen
▶ Übergänge zu nächsten Tagesabschnitten finden
▶ Energien von Aggression und Konflikten in Bewegung, Musik und Gesang umsetzen können
▶ sich versorgen lassen, z. B. als Ritual zum An- und Ausziehen oder zum Ins-Bett-Gehen nutzen.

Musik bleibt oft der letzte Zugang zu demenzkranken Menschen, deshalb spielt Musik in der **Sterbebegleitung** von Menschen im „Haus Schwansen" eine besondere Rolle. Gute Erfahrungen werden damit gemacht, dass MitarbeiterInnen leise gemeinsam oder allein singen, oder summen. Ein kleines Saiteninstrument, eine Kantele, die sehr zart klingt, kann in der Sterbestunde gezupft werden.
Eine besondere Möglichkeit, Musik positiv für demenzkranke Menschen einzusetzen, ist im "Haus Schwansen" die Taizé-Andacht.

Taizé-Andacht mit schwer demenzkranken Menschen

Taizé ist ein ca. 300 km südlich von Freiburg gelegenes südburgundisches Dorf, indem 1940 eine Gemeinschaft von Brüdern, Communauté von Taizé) gegründet wurde.

2

Fallbeispiel

Vor einer mit dunkelrotem Stoff bespannten Wand steht ein mit Tüchern in gleicher Farbe bedeckter Tisch. Auf ihm brennen viele Kerzen, die dem Raum ein warmes rotes Licht und ruhige Atmosphäre geben. Im Halbkreis, mit Blick zu den Kerzen, sitzen schwer demenzkranke Menschen. Einige liegen gestützt im Rollstuhl oder Liegebett. MitarbeiterInnen halten Hände, die faltig, oft verkrümmt im Schoß der alten Menschen liegen. Die Andacht ist zu Ende. Ein Altenpfleger streicht einer demenzkranken Frau duftendes Massageöl auf die Wangen und lässt sie seine Hände riechen. BewohnerInnen sitzen mit offenen oder geschlossenen Augen entspannt und ruhig. Niemand ist unruhig und niemand ist allein in dieser friedvollen Atmosphäre.

Die Taizé-Meditation ist hier für demenzkranke Menschen gedacht, deren Krankheitsverlauf weit fortgeschritten ist, so dass nicht sicher ist, wie viel sie wahrnehmen. MitarbeiterInnen wollen für diese Menschen etwas tun vor dem Hintergrund, dass Spiritualität ein Bedürfnis jedes Menschen ist.

Während andere BewohnerInnen am Gottesdienst in der Dorfkirche oder in der Einrichtung teilnehmen können, fand man im „Haus Schwansen" die Möglichkeit einer besonderen Andacht nur für die Gruppe der Schwerstkranken.

 Eine Andacht oder Meditation kann zum Regelwerk einer Einrichtung gehören, sollte aber bei den MitarbeiterInnen keinen Druck zur Regelmäßigkeit auslösen. Der Zeitpunkt muss für alle stimmig sein. MitarbeiterInnen müssen dafür innerlich ausgeglichen sein. Sie benötigen innere Stabilität und die Freiheit, sich in diese Form des Zusammenseins einzulassen.

Seit 1995 wird mehr oder weniger regelmäßig diese Taizé-Gebetsstunde mit größerem meditativem Anteil gestaltet. Taizé-Gesänge in ihrer großen Einfachheit begleiten die Andacht. Die Texte und

Gesänge sind seit langer Zeit die gleichen.[19] Immer gibt es auch zwischen den Gesängen und Lesungen Zeiten der Stille.

Spiritualität (Geistigkeit, der Wunsch eines Menschen nach Verbindung zu Höherem) muss nicht an Religionen gebunden sein. Wie die Taizé-Andacht weckt Spiritualität jedoch Assoziationen in Kranken, die von geschulten MitarbeiterInnen genau beobachtet und eingeschätzt werden müssen. Es ist sorgfältig darauf zu achten, dass spirituelle Rituale als Angebot für schwerst demenzkranke Menschen nur angeboten werden, wenn diese positive Wirkung und Assoziationen bei Kranken auslösen.

Fester Bestandteil in der Taizé-Andacht ist das Vaterunser. MitarbeiterInnen haben beobachtet, dass fast alle Kranken darauf reagieren. Obwohl Inhalte und Strukturen dieser Andachten auf kirchlichen Traditionen basieren, ist es nicht Anliegen der Einrichtung, eine Religion oder Konfession zu vertreten. Die MitarbeiterInnen sehen spirituelle Angebote eher als einen Weg, mit Kranken in Beziehung zu treten.

Ein kleiner fester Stamm von MitarbeiterInnen, zu denen manchmal auch ehemalige Zivis oder PraktikantInnen gehören, gestaltet diese Gebetsstunde. Im „Haus Schwansen" ist man sich sicher, alle Beteiligten erfahren in dieser Form des gemeinsamen Singens und Betens ein heilsames Stück Gemeinschaft in Gesundheit und Krankheit. Diese positiven Erfahrungen sollen andere ermutigen, Wege zu suchen, mit Demenzkranken spirituelles Erleben zu teilen.

 Tipps für die Praxis

Unruhige Menschen oder Menschen mit Wahrnehmungsstörungen sind möglicherweise zu erreichen über

▶ den Hörsinn, z. B. mit Gesang, meditativer Musik, ruhiger Stimme
▶ den Geruchssinn, z. B. mit Duftöle, Kräutern
▶ den Tastsinn, z. B. mit deutlichen Berührungen, sanftem Streicheln.

Über Rituale wie **Meditationen** kann es gelingen, Menschen zu erreichen und positive Gefühle zu wecken.

 Immer gibt es auch demenzkranke Menschen, die in ihrer letzten Lebensphase nur sekundenlang oder gar nicht erreichbar scheinen. Pflegenden muss klar sein, dass es nicht ihre Unfähigkeit ist, zu diesen Menschen kaum noch Zugang zu finden. Immer ist es jedoch wichtig, den Rahmen so zu gestalten, dass auch diese Menschen sein können, wie sie sind.

■ Das „Haus-Schwansen-Seminar"

Neben der Pflegeeinrichtung „Haus Schwansen" gibt es das „Haus-Schwansen-Seminar", dessen Träger der „Verein zur Förderung der Altenhilfe e.V." ist. Längst ist auch die Fortbildungseinrichtung in Fachkreisen gefragt, u. a. deshalb, weil alles, was in den Fortbildungen vermittelt wird, im Pflegeheim realisiert wird und überprüfbar ist. Die Fortbildungseinrichtung finanziert sich selbst, für das Pflegeheim werden keine zusätzlichen Gewinne erwirtschaftet. Eindeutiger Vorteil der Kooperation beider Träger ist aber, dass auf diese Weise die Weiterbildung der „Haus Schwansen" MitarbeiterInnen sehr intensiv und kostengünstig möglich ist.

 Die enge Kooperation zwischen den Trägern des „Haus Schwansen" und des „Haus-Schwansen-Seminars" macht den eigenen MitarbeiterInnen überdurchschnittlich viele kostengünstige Fortbildungen möglich. Fortbildungen für MitarbeiterInnen haben einen Sonderpreis, außerdem fallen für den Träger keine Übernachtungs- und Reisekosten an.

Zum gefragten Programmprofil des Seminarangebotes für Pflegende und auch andere Interessenten gehört ein umfangreiches monatliches Kursangebot mit beispielsweise Angeboten zu:

- Konzeption des Hauses
- Diagnose, Therapiemöglichkeiten bei Demenz
- Fortbildungen zu allen Handlungskonzepten in Grund- und Aufbaukursen (IVA®, Kinästhetik, Basale Stimulation®)
- Beschäftigungstherapie mit Demenzkranken
- Atemarbeit
- Trauer- und Lebensbegleitung
- Arbeitsseminare über eine Woche, in der Teilnehmer nicht nur zum Heimkonzept informiert werden, sondern sich in Fachgespräche mit der Heimleiterin, dem Pflegedienstleiter und Bereichsleiterinnen austauschen können.

Neben anderen Fachreferenten gestalten MitarbeiterInnen beider Trägereinrichtungen viele Seminare selbst.

 Tipps für die Praxis
Interessierte können sich Auskunft holen bzw. Fortbildungsangebote anfordern unter der E-mail-Adresse: seminar@haus-schwansen.de

Von der Krankenschwester und Pflegedienstleiterin, die das „Haus-Schwansen-Seminar" leitet, werden Themen angeboten wie Biografiearbeit oder Basale Stimulation®, eine andere Mitarbeiterin gibt ihre Erfahrungen in der Begleitung Sterbender weiter. Die Beschäftigungstherapeutin bietet Kurse an und gefragt ist auch das Fortbildungsangebot zu Pflegeplanung und -dokumentation nach den Richtlinien des MDK, das MitarbeiterInnen der Einrichtung praxisbezogen vermitteln.
An Fortbildungen nehmen auch regelmäßig MitarbeiterInnen der Einrichtung zur Auffrischung von Kenntnissen und zur eigenen Fortbildung teil, dies fördert den Austausch untereinander und sichert den Praxisbezug der Seminare.

 Tipps für die Praxis
Die ReferentInnen der Fortbildungskurse des „Haus-Schwansen-Seminar" kommen vorwiegend aus den Reihen der eigenen MitarbeiterInnen.

2

▶ Dies sichert den viel gefragten Praxisbezug bei Fortbildungen für Pflegende, der hier im direkten Kontakt mit MitarbeiterInnen und HeimbewohnerInnen möglich ist.

▶ Der enge Praxisbezug, den MitarbeiterInnen mit ihren Seminaren realisieren können, erklärt die große Nachfrage für die Angebote.

▶ MitarbeiterInnen geben ihre Erfahrungen gern weiter und entwickeln Selbstbewusstsein.

Dadurch, dass regelmäßig Außenstehende in Form von Fortbildungsgruppen mit kritischen Blicken durch die Einrichtung gehen, haben die MitarbeiterInnen in Rieseby gelernt, selbst mit den Augen Außenstehender in ihre Arbeitsbereiche zu sehen. So kann „Betriebsblindheit" vorgebeugt werden, eingefahrene Wege lassen sich selbstkritisch überprüfen. Außerdem entsteht mit der Öffnung einer Einrichtung für Gäste und Lernende viel positiver Erfolgsdruck, weil die eigenen Konzepte anderen freimütig zur Diskussion vorgestellt werden. Deshalb sind MitarbeiterInnen hier regelmäßig in Arbeitsgruppen zu finden, um gemeinsam über neue Anregungen und Wege nachzudenken.

 Tipps für die Praxis

Wer sich nicht zeigt, bekommt keine Rückmeldung. Deshalb

▶ außenstehenden Fachleuten Einblick in Arbeitsbereiche ermöglichen, gemeinsam Konzepte diskutieren

▶ Kollegen Einblick ermöglichen in Organisationsstrukturen und Verfahrensweisen, so lassen sich Arbeitweisen und Verhalten überprüfen

▶ die Diskussion mit Einrichtungsfremden nicht scheuen, keine Angst vor Kritik, sie ist oft der erste Schritt positiver Entwicklungen

▶ Veranstaltungen und Medien nutzen, um eigene Vorstellungen in der Öffentlichkeit zu überprüfen.

Fortbildungseinrichtungen wie das „Haus-Schwansen-Seminar" werden gern auch von ganzen Teams genutzt, die ihre Arbeitsweisen und Strukturen überprüfen und verändern wollen. Längst hat

2

Checkliste Handlungskonzepte			
Konzepte und Kompetenzen	Sind vorhanden	Sind zu erarbeiten oder zu überarbeiten	Sind in Fortbildungen zu vermittelt
Heimkonzept, Leitbild und Arbeitsrichtlinien der Einrichtung			

Pflegekompetenzen
- Gerontopsychiatrische Pflege
- Pflegeprozess, -dokumentation
- Kommunikative Kompetenz, TZI
- Multikulturelle Pflege
- Begleitung Sterbender
- Beratungs- und Anleitungskompetenz (z. B. Begleitung Angehöriger)

Spezielle Handlungskonzepte
der Einrichtung:
- Milieugestaltung
- Betreuung nach dem Normalisierungs- und Partizipationsprinzip (☞ 2.3.2)
- Dezentralisierung (☞ 2.3.2)
- Integrative Validation®
- Basale Stimulation®
- Kinästhetik in der Pflege
- Musikalische Gestaltung

es sich bewährt, während so genannter „Konzeptionstage" gemeinsam mit allen MitarbeiterInnen zu beraten und schrittweise zu
erarbeiten, wie es weiter gehen soll für eine Einrichtung. Zur
Klärung der **Ist- und Sollsituation** kann dabei die Checkliste auf
S. 93 hilfreich sein.

2.3.2 Betreuung demenzkranker Menschen in Polle

■ Das Konzept

Das Pflegeheim Polle ist eine private Einrichtung, in der für demenzkranke Menschen in besonderer Weise unter wissenschaft-
licher Begleitung Lebensbedingungen ermöglicht werden, die den

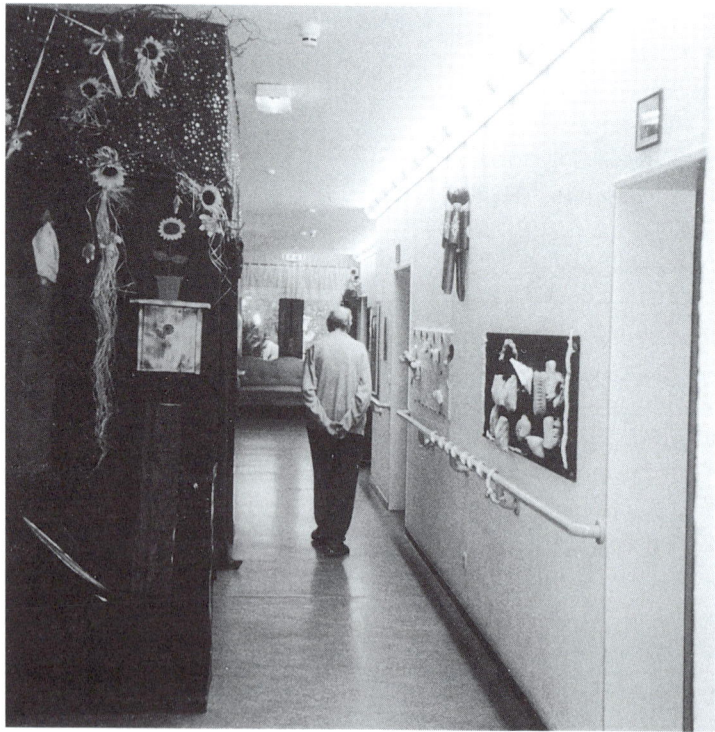

Abb. 7: In Polle können sich demenzkranke Menschen geborgen fühlen.

Bedürfnissen dieser Menschen angemessen sind. „Erfahrungswissen und Alltagskompetenz der Pflegepraktiker, der aktuelle Forschungsstand der Wissenschaft und neue Entwicklungen zur Vergütungssituation ermöglichten Umsetzungsstrategien, die zu einer kreativen Schatztruhe der in Polle erlebten Praxis für die Umsetzung in anderen Heimen … werden kann."[12] In Polle, einem kleiner Ort in Niedersachsen, findet deshalb regelmäßig eine Fachtagung zur Betreuungssituation Demenzkranker, die „Poller Runde", statt. Das Seniorenpflegeheim Polle ist 1994 mit einer klaren konzeptionellen Ausrichtung eröffnet worden.[12] Die Haltung der MitarbeiterInnen gegenüber den hier lebenden demenziell erkrankten Menschen ist geprägt von den drei Begriffen:

- annehmend
- akzeptierend
- wertschätzend.

Die drei Begriffe sind wie im „Haus Schwansen" (☞ 2.3.1) die gedankliche Arbeitsgrundlage des Konzeptes Integrativer Validation® (IVA).[14]

In Polle machten sich es die MitarbeiterInnen seit inzwischen neun Jahren zur Aufgabe, demenzkranke Menschen zu betreuen, die wegen starker Verhaltensauffälligkeiten als „nicht heimfähig" galten. Aus diesem Grund erfolgte die Betreuung anfangs in geschlossener Form nach dem Betreuungsrecht.

Erfahrungen, die MitarbeiterInnen im Rahmen konzeptioneller Entwicklungen und deren Realisierung machten, ermöglichte es der Einrichtung nach vier Jahren, den geschlossenen Bereich allmählich durchgängig zu öffnen. Dies war möglich, weil es gelang,

- eine dementengerechten Umgebung zu gestalten[17]
- „professionellen" Umgang mit den BewohnerInnen nach dem Konzept der IVA zu ermöglichen.

Als **wesentliche Stützen** auf dem Weg zur Umsetzung des Poller Betreuungskonzeptes nennt Peter Dürrmann, der damalige Leiter des Seniorenpflegeheimes, in seinem Buch[12] zur Entwicklung Polles:

- „klare Tagesstrukturierung
- ein Milieu sachgemäßer Wohnatmosphäre
- Bereichs- und Bezugspflege

- Integrative Validation® und Basale Stimulation® eingebettet in das Betreuungskonzept."

Außerdem wurde auf die **Homogenität** (segregativer Ansatz) von Bewohnergruppen im Rahmen des Betreuungskonzeptes Wert gelegt, was bedeutet, dass Demenzkranke in Kleingruppen **gleichartig Betroffener** betreut werden.

 Tipps für die Praxis

▶ Demenzkranke Menschen individuell in Kleingruppen betreuen. Wenn dies organisatorisch nicht sofort möglich ist, den segretativen Ansatz zumindest schrittweise anstreben in Form von Tagesgruppen, die sich nach und nach für ganze Wohnbereiche strukturieren lassen.

▶ Bezugsbetreuung und Förderung sollte besser in z. B. drei flexiblen Gruppen mit je vier BewohnerInnen, als in einer Gruppe mit zwölf BewohnerInnen angeboten werden.

▶ Finanzielle Aspekte, die entscheidend sind für den Personalschlüssel, lassen sich über einen Leistungskatalog (☞ unten) absichern.

Die im Poller Seniorenheim erreichte **Dezentralisierung** demenzkranker Menschen ist ein bewusst eingesetztes Element, das Leben in **bedarfsorientierten** Kleingruppen zu ermöglichen. In flexiblen Gruppen von 2–4 BewohnerInnen lässt sich außerdem Bezugspflege, die individuelle Bedürfnisse respektiert, in natürlicher Weise verwirklichen.

Fallbeispiel

Altenpflegerin Isabell hat mit einer Gruppe von vier Bewohnerinnen den Tisch gedeckt, an dem nun drei Frauen Platz nehmen und Mittag essen, während die vierte noch in der Ecke sitzt und nur zusieht. Andere Bewohnerinnen sind noch in ihren Zimmern. Pfleger Frank ist mit einer Bewohnerin noch dabei, Wäsche zu legen. Altenpflegerin Karin holt mit einem Bewohner erst noch Getränkeflaschen aus der Kammer und deckt dann mit diesem einen zweiten Tisch zum Mittagessen.

In Polle werden Wohngemeinschaften angestrebt, die sich nicht nur an den Bedürfnissen und der Bedarfslage der BewohnerInnen orientieren, sondern die den BewohnerInnen auch weitestgehend Mitwirkung und Selbstgestaltung innerhalb des Tagesablaufes ermöglichen. Das Poller Konzept spricht in diesem Sinn vom einem **Normalisierungsprinzip.**

2

 Tipps für die Praxis

Das **Normalisierungsprinzip** nach Poller Modell beinhaltet als Leitvorstellung für soziales, pädagogisches und pflegerisches Handeln:

„Jedem Menschen zu ermöglichen, sein Leben so normal und uneingeschränkt führen zu lassen, wie es Menschen ohne Einschränkungen realisieren können. Jeder behinderte Mensch ist demnach „aus seiner besonderen Lage aus seinem unterschiedlichen Sein heraus zu verstehen und zu fördern."[13]

Lebens- und Verhaltensweisen von schwer demenzkranken BewohnerInnen als **Normalität** anzunehmen und sich in den Betreuungs- und Organisationsstrukturen der Einrichtung darauf einzustellen, bedeutet für eine Pflegeeinrichtung, sich in den Arbeitsabläufen weitestgehend am Lebensrhythmus der Kranken zu orientieren.

■ *Bedürfnisorientierte Alltagswelten*

Der in Polle angestrebte **Normalisierungsansatz** fußt auf den Grundgedanken, die Erlebniswelt und Wirklichkeitssicht der BewohnerInnen zu akzeptieren und bei der **Alltagsorientierung** dieser zu berücksichtigen. In diesem Sinne ist der Tagesrhythmus (einschließlich des Dienstplanes) eines Wohnbereiches bewohnerorientiert. Grundpflegerische Aufgaben sind nicht um acht Uhr zum Frühstück erledigt, sondern passen sich dem natürlichen Lebensrhythmus der BewohnerInnen an. Auch die Essens-, Schlaf- und Aufstehzeiten orientieren an den Bedürfnissen der hier wohnenden Menschen und werden nicht vom Pflegepersonal willkürlich festgelegt.

Im Poller Seniorenheim müssen sich BewohnerInnen nicht nach Normen des Personals richten, deshalb gibt es gleitende Zeiten für Mahlzeiten ebenso wie für das Schlafen und Aufstehen.

So ist es in Polle beispielsweise möglich, dass

- auch verwirrte Menschen noch vieles selbst tun können, weil einfühlsame Betreuung ihnen dafür Zeit lässt
- einstige Hausfrauen im Bereich rund um das Essen viel Beschäftigung finden
- der individuelle Tagesablauf der BewohnerInnen sich an mitgebrachten Gewohnheiten orientiert
- bis Mitternacht Betreuungsangebote in Form von gemütlichen Runden existieren, in den Fernsehen ebenso möglich ist, wie das Trinken eines Glases Bier.

 Tipps für die Praxis

▶ Wenn mobile BewohnerInnen zu früh ins Bett gehen, schlafen sie nicht durch.
▶ Um ein besseres Durchschlafen zu erreichen, ist eine Schlafenszeit ab 23.00 bis 24.00 Uhr anzustreben.

Das Normalisierungsprinzip schließt in Polle das **Partizipierungsprinzip** ein. Dies bedeutet, Menschen, die hier wohnen, sollen am Leben der Einrichtung teilhaben können, indem sie sich an der Gestaltung des Tagesablaufes je nach Fähigkeiten beteiligen.
Deshalb wird das Essen nicht grundsätzlich in der Großküche gekocht, sondern die zwei Wohnbereiche mit demenzkranken BewohnerInnen in Polle haben jeweils eine eigene Wohnküche, in der selbst gekocht wird. Betreuerinnen, die unter anderen Bedingungen in der Großküche arbeiten würden, sind hier durch Fortbildungen dafür befähigt, mit BewohnerInnen gemeinsam Küchenarbeiten zu erledigen.

2

MitarbeiterInnen, die in der Küche arbeiten, sind ebenso wie Pflegende beispielsweise in Validation® geschult. Sie sind deshalb in der Lage, demenzkranke BewohnerInnen in Tätigkeiten einzubeziehen, sie anzuleiten und zu fördern.

Demenzkranke alte Menschen werden auf diese Weise von allen MitarbeiterInnen der Einrichtung in Alltagsaufgaben eingebunden und können auch längst verschüttet geglaubte alltagspraktische Fähigkeiten wieder anwenden.

Fallbeispiel
In der Wohnküche sind zwei demenzkranke Frauen damit beschäftigt, Möhren und anderes Gemüse zu putzen, während ein Mann am Tisch sitzt und Kartoffeln schält. Zwei andere Bewohnerinnen spülen ein paar Tassen ab. Am Herd steht bereits eine Mitarbeiterin und brät Fleisch für die Mittagssuppe an, während sie die beiden „Abwäscherinnen" lobt und ihnen erklärt, wo sie die Tassen hinstellen können.
Für alle BewohnerInnen der Wohngruppe steht die Küchentür offen, wer möchte, kann helfen, oder auch nur mal dem Duft nachgehen und in die Töpfe sehen.

Der Pflegeheimalltag im „Gelben Wohnbereich" im Seniorenpflegeheim Polle, wo demenzkranke Menschen wohnen, orientiert sich nicht nur an den **Fähigkeiten** sondern auch an den **Bedürfnissen** der BewohnerInnen.

„Wir sind doch gesund und in der Lage, uns auf die Bewohner einzustellen. Pflegende können Rücksicht nehmen, wenn jemand ausschlafen oder später essen möchte. Wir können doch nicht davon ausgehen, dass sich kranke Menschen auf uns einstellen", so Bereichsleiter Lutz Henningfeld.

Bedürfnisorientierung bedeutet in Polle beispielsweise, Neigungen und Bedürfnisse der BewohnerInnen unter anderem durch intensive Biografiearbeit kennen zu lernen und für den Alltag zu nutzen. Auf diese Weise ist es in Polle gelungen, Ressourcen der demenzkranken Menschen nicht nur zu erhalten und zu fördern, sondern auch die Medikation von Psychopharmaka weitestgehend einzuschränken.

MitarbeiterInnen der Wohngruppen für Demenzkranke müssen beispielsweise auch nicht mehr den oft notwendigen, aber häufig nur mit viel Überzeugungsarbeit erkämpften „Badetag" in kalten, ungemütlichen „Krankenhauswannen" durchsetzen. Inzwischen gibt es hier ein „Wohlfühlbad" für jedermann. Hier tauchen BewohnerInnen mit Hilfe der Pflegenden nur allzu gern in ein duftendes, warmes Schaumbad ein und wenn dann noch Kerzen leuchten und sanfte Musik spielt, fühlen sie sich wohl.

Bedürfnisorientierung bedeutet auch, Essgewohnheiten der BewohnerInnen nicht nur zu kennen, sondern zu berücksichtigen.

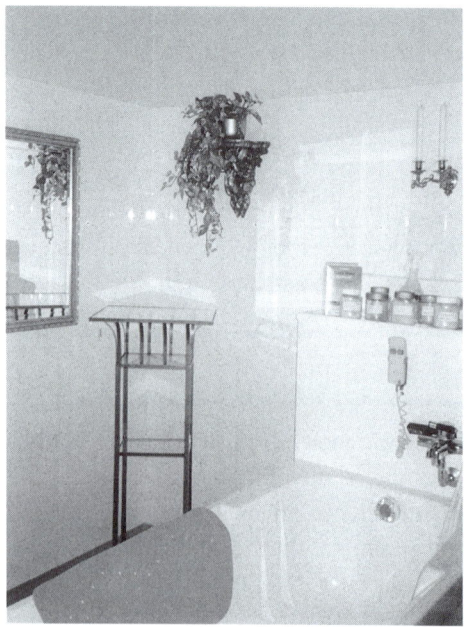

Abb.8: Das „Wohlfühlbad" in Polle.

2

Nahrungsmittel stehen deshalb immer in der Wohnküche bereit. Gerade diese Menschen, die Krieg und Hunger erlebt haben, sollen hier erfahren und spüren, es ist immer etwas da, niemand muss hungern, jeder kann sich bedienen.

Fallbeispiel
Eine demenzkranke Frau wurde aufgenommen, die ausschließlich über eine Magensonde ernährt werden musste, weil sie nicht aß. Die Frau hatte keine gesundheitlichen Einschränkungen, die das Essen behinderten. MitarbeiterInnen versuchten nun, die Gewohnheiten dieser Frau zu ergründen. Zum Einnehmen von Mahlzeiten war sie bisher immer zum Sitzen genötigt worden. Sie hatte jedoch das unermüdliche Bedürfnis zu gehen, und wollte lediglich nicht essen, weil sie dann sitzen musste. Als MitarbeiterInnen ihr die Mahlzeiten im Stehen und Gehen anboten, aß sie problemlos und ausreichend. Die Magensonde konnte für immer entfernt werden.

Um dem häufig stark ausgeprägten Bewegungsdrang der demenzkranken BewohnerInnen zu entsprechen, wurde im Seniorenpflegeheim Polle ein Garten der Sinne dementengerecht eingerichtet. Alle Wege sind in Form einer Endlosschleife angelegt, so dass sich niemand verlaufen kann. Es gibt in dem Erlebnisgarten Kräuterbeete, die mit ihrem Duft zum Wahrnehmen anregen, Sitzgruppen zum Ausruhen und Schauen, Tiere zum Anfassen und Streicheln, die auch keine Scheu vor zittrigen und unsicheren Händen haben. Alle Wege des Gartens sind mit Rindenmulch ausgelegt, um Verletzungen zu vermeiden, falls BewohnerInnen stürzen.

 Die Poller MitarbeiterInnen stellen ihre „Schatztruhe" an Erfahrungen und Erkenntnissen anderen Einrichtungen gern zur Verfügung. Es gibt folgende **Informationsmöglichkeiten:**
- Fachbuch zur Arbeitsweise in Polle: Herausgeber P. Dürrmann. Besondere stationäre Dementenbetreuung. Vincentz Verlag, Hannover, 2001.
- E-Mail-Adresse: info@seniorenpflegeheim-polle.de

- Internet: www.seniorenpflegeheim-polle.de
- Postadresse: Seniorenpflegeheim Polle GmbH, Angerweg 14, 37647 Polle.
- Telefon: 0 55 35/94 14-0

Die erwähnten Handlungsprinzipien und Konzepte, die in Polle realisiert werden, lassen sich nicht verordnen, sondern müssen gemeinsam erarbeitet sein: Alle MitarbeiterInnen sollten in die Lage versetzt werden, die Leitgedanken einer Einrichtung auch umzusetzen. In diesem Sinne weist der jetzige Heimleiter in Polle, Joachim Heise, auf die wachsende Bedeutung von **Fortbildungsangeboten** für alle MitarbeiterInnen in der Altenpflege hin. Gute Erfahrungen werden in Polle beispielsweise auch damit gemacht, mehreren KollegInnen gemeinsam Fortbildungen zu ermöglichen. So nehmen einmal jährlich neue MitarbeiterInnen an einer Fortbildung zur IVA teil, und es werden Teamfortbildungen angestrebt. Der Gewinn ist eindeutig: Nicht nur Einzelne kommen mit neuen Erkenntnissen in ein Team zurück – und erleben bei neuen Ideen möglicherweise nur Unverständnis –, sondern alle können sich auf der gleichen Basis verständigen und neu erworbene Kompetenzen überprüfen und umsetzen.

Tipps für die Praxis

▶ Verstärkt interne Fortbildungen für MitarbeiterInnen einer Einrichtung anstreben.
▶ Teamfortbildungen anstreben, dadurch sind alle MitarbeiterInnen auf dem gleichen Stand, neue Vorstellungen lassen sich besser diskutieren und gemeinsam durchsetzen.

Finanzierungsmodelle

Finanzielle Aspekte und rechtliche Ansprüche, die ausschlaggebend sind für die Umsetzbarkeit des Poller Konzeptes auch in anderen Heimen, erläutert der ehemalige Leiter des Poller Seniorenheimes umfassend in seinem Buch über die Einrichtung[12], deshalb kann an dieser Stelle darauf verzichtet werden.

2

Grundsätzlich wird für die Finanzierung von Betreuungskonzepten deutlich, dass Kostenträger wie Pflegekasse und Sozialhilfeträger sich verstärkt einer differenzierten und fachlich fundierten Betreuung Demenzkranker öffnen, aber eine gesonderte Vergütung von spezifischen Auflagen abhängig machen.

Besondere Finanzierungsmodelle, bei denen Pflegeselbstverwaltung aus Kostenträgern und Leistungserbringern funktionieren kann, sind möglich. Dies zeigen die „Vereinbarungen über besondere stationäre Dementenbetreuung"[12], die in Polle oder Hamburg zum Tragen kommen konnten. Hier wurden unter Einbindung des Sozialhilfeträgers Regelungen möglich, die den Mehraufwand in der Versorgung durch entsprechendes Entgelt berücksichtigen. An diesen „Vereinbarungen" als Finanzierungsmodell können sich auch andere Einrichtungen orientieren.

Als Grundlage für besondere Vereinbarungen bezeichnet Peter Dürrmann:[12]

- fachlich fundierte Leistungsbeschreibungen
- Festlegung eines einrichtungsbezogenen Anforderungsprofils
- klare Definition des zugangsberechtigten Personenkreises.

Um grundsätzliche Strategien für besondere Finanzierungsmodelle entwickeln zu können, lassen sich erste Schritte vereinfacht mit Hilfe einer Checkliste überprüfen.

Checkliste bauliche Grundforderungen	*Was ist zu tun?*
Räumliche Bedingungen innerhalb der Einrichtung müssen den Bewegungsbedürfnis der BewohnerInnen entsprechen. „Rundgänge" und „Wegeschleifen" sollen das „Wandern" auf einer Ebene ermöglichen.	
Gruppenräume und Wohnküche sollen für tagesstrukturierende Angebote in Bewohnernähe vorhanden sein.	
Garten mit anregenden und beruhigenden Elementen und Wegeschleifen für BewohnerInnen.	

2

Checkliste bauliche Grundforderungen	Was ist zu tun?

Keine Treppen, sondern ebenerdige Wohn- und
Lebensräume.

Gestaltung der Räume:
- Schattenfreies helles Licht in allen Räumen
  (500 Lux in Augenhöhe)
- Unruhe durch Muster- und Farbvielfalt vermeiden
- Helle Farben
- Möglichst Mobiliar verwenden, das den
  BewohnerInnen vertraut ist
- Gestaltungselemente; Tasttafeln und Nischen ermögli-
  chen, in denen BewohnerInnen positive Anregung finden
- Ruhezonen schaffen
- Bewegungsfreiheit garantieren
- Raumgröße muss der Bewohnerzahl angepasst sein
  und weder Enge noch ungeschützte Weite vermitteln.

Checkliste Anforderungen an ein Betreuungskonzept	Was ist zu tun?

Multiprofessionelles, festes Mitarbeiterteam mit
Nachweis gerontopsychiatrischer Fortbildung

Regelmäßige Fortbildung einzelner MitarbeiterInnen
und Teamfortbildungen

Sämtliche MitarbeiterInnen verhalten sich nach
einheitlichen Leitlinien und Handlungskonzepten

Kontinuierliche personelle Besetzung auch an
Wochenenden und Feiertagen

Betreuungsangebote, die für den gesamten Tag gelten

2

Checkliste Anforderungen an ein Betreuungskonzept	Was ist zu tun?
Tagesstrukturierung erfolgt nach den Alltags-bedürfnissen der BewohnerInnen	
Demenzkranke werden in flexiblen Kleingruppen mit ähnlichem Anforderungsprofil betreut (homogene Gruppen)	
Aufnahme von BewohnerInnen und Zusammenarbeit mit Angehörigen erfolgt nach einheitlichen Standards	
Fachliche Begleitung der Pflegenden durch einen Fach-arzt, der auch die BewohnerInnen medizinisch betreut	

2.4 Zusammenleben dreier Generationen im Anna-Haag-Haus in Stuttgart

2.4.1 Das Anliegen

Längst ist die Stuttgarter Drei-Generationen-Einrichtung als Beispiel sozialen Engagements über die Grenzen Baden-Württembergs hinaus bekannt. Anna Haag (1888–1982), die Namensgeberin, schaffte es mit Unterstützung der Stadt Stuttgart und amerikanischen Spenden bereits 1951, dieses Haus in Bad Cannstatt als ein Wohnheim für alleinstehende Frauen und Mädchen einzuweihen. Geprägt durch zwei Weltkriege und den Nationalsozialismus setzte sich Anna Haag in den Nachkriegsjahren als Abgeordnete, Schriftstellerin und Frauenrechtlerin unerschrocken für die Verbesserung der Lebenssituation von Frauen und Mädchen ein. Mit dem Wohnheim und die damit verbundene praktische Unterstützung für Frauen auf dem Weg der Gleichberechtigung verwirklichte sie ihr Bemühen um praxisnahe Lösungen bei aktuellen, sozialen Problemen.

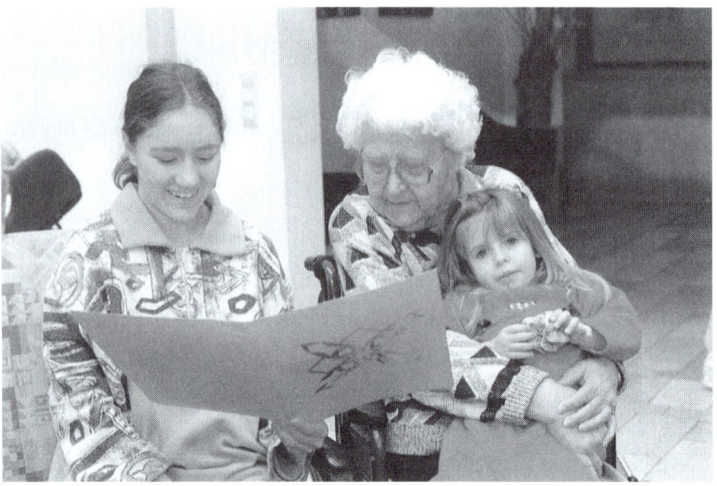

Abb. 9: Im Anna-Haag-Haus in Stuttgart

Ihr Vermächtnis wird vom 1976 gegründeten Träger „Sozialer Arbeitskreis Anna-Haag-Haus e. V." bewahrt. Der Träger engagiert sich im Sinne von Anna Haag für innovative praxisnahe Lösungen gesellschaftlicher Herausforderungen und entwickelte das einstmalige Wohnheim zu einer inzwischen **intergenerativen sozialen Einrichtung**.

 Weitere **Informationen** zu Anna Haag und der Einrichtung sind möglich über:
- E-Mail-Adresse: info@annahaaghaus.de
- Internet: www.annahaaghaus.de
- Post: Gnesener Straße 20/22, 70374 Stuttgart

2.4.2 Lebendige Begegnungsstätte

Der Charakter des ehemaligen Wohnheimes für Frauen und Mädchen hat sich gewandelt. Heute leben und begegnen sich im Anna Haag Haus drei Generationen unter einem Dach. Ganz im Sinne

2

von Anna Haag ist es Ziel des Trägers, die Integration und Begegnung junger und alter Menschen zu fördern und möglich zu machen.

Zusammenleben von drei Generationen unter einem Dach bedeutet hier ganz praktisch,

- Mädchen mit Lernschwierigkeiten erhalten eine hauswirtschaftliche Ausbildung im Kontakt zu Kindern und älteren Menschen
- Pflegebedürftige Senioren werden im Altenpflegeheim in Kurzzeit oder Dauerpflege betreut
- Das Servicezentrum bietet stadtteilbezogene hauswirtschaftliche Hilfen an
- Die Kindertagesstätte betreut Kinder im Alter von ein bis sechs Jahren.

Fallbeispiel

„Wie gebannt sitzen Kinder und alte Damen zusammen und schauen mit großen Augen zu, wie Peter und der Wolf singend durch einen Wald aus Papierbäumen wandern. Es ist allen anzusehen, wie viel Spaß sie an dem musikalischen Märchen haben – vorgespielt von einer Gruppe junger Mädchen. Im Anna-Haag-Haus ist Begegnungsstunde."[24]

Der Lebensrhythmus ist hier geprägt von vielfältigen Aktivitäten, bei denen Jung und Alt immer wieder zusammenfinden. Es gibt Jahreszeitfeste, gemeinsame Ausflüge und Spiele, es wird gemeinsam musiziert, auch kulturelle Veranstaltungen außerhalb der Einrichtung sorgen für Abwechslung.[25] Die so charakteristische Lebendigkeit in diesem Haus entsteht jedoch aus den kleinen Dingen des Lebens, den Begegnungen auf den Fluren, dem Reden und Lachen miteinander. Kinder und junge Frauen machen hier Erfahrungen im Umgang mit älteren Menschen. Pflegebedürftige erfahren Zuwendung und dürfen Ersatz-Oma sein.

■ *Schritte zur Gemeinschaft*

Der Beginn als generationenübergreifende Einrichtung liegt schon weit zurück. 1976 erfolgte der Start mit einer hauswirtschaftlichen Bildungsstätte, die lernbehinderten jungen Frauen den Schritt ins

Arbeitsleben ermöglichen wollte. Aus diesem Ziel heraus entstand eine **hauswirtschaftliche Bildungsstätte**, die inzwischen vier unterschiedliche Fördermaßnahmen anbietet. So wird individuelle Förderung möglich, die den jeweiligen Einschränkungen und Fähigkeiten der jungen Frauen angepasst ist. Diese bekommen so die Chance, selbstständig zu werden und ihre Persönlichkeit zu entwickeln. Die Ergebnisse bestätigen, dass dies möglich ist.

 Die Vermittlungschancen in den Arbeitsmarkt sind sehr gut. Rund 80 % der Auszubildenden erhalten einen Arbeitsplatz und sogar ca. 50 % der TeilnehmerInnen aus Sonderschulen für geistig Behinderte können weiterführende Maßnahmen besuchen oder auf dem Arbeitsmarkt vermittelt werden.

Das Konzept der Einrichtung entwickelte sich aus Notwendigkeiten und Bedürfnissen, berichtet die Vorstandsvorsitzende Tina Syring. Aus der ehemaligen Tagesbetreuung für Senioren wurde das **Gästehaus** für Senioren, ein Altenpflegeheim mit Kurzzeit- und Dauerpflegeplätzen für insgesamt 54 Gäste. Weil hierfür gut ausgebildetes, engagiertes Personal in der Hauswirtschaft und Pflege benötigt wurde, machte die hauswirtschaftliche Bildungsstätte einjährige Qualifizierungskurse möglich, die auch Hilfen für ein **Servicezentrum** ausbildet. Viele der weiblichen MitarbeiterInnen brauchten wiederum Möglichkeiten flexibler Kinderbetreuung, dafür steht die **Kindertagesstätte**.

 Inzwischen vereinigt das Anna-Haag-Haus unter seinem Dach:
- die Hauswirtschaftliche Bildungseinrichtung für leistungsgeminderte Mädchen und Frauen
- den Qualifizierungsträger für haushaltsbezogene Dienstleistungen für ältere Frauen zur Verbesserung ihrer Arbeitsmarktchancen
- das Servicezentrum für hauswirtschaftliche Hilfen in Firmen und Privathaushalten

- das Gästehaus für Senioren mit Angeboten für Kurzzeit und Dauerpflege
- die Kindertagesstätte mit flexiblen Öffnungszeiten für bis zu 40 Kinder im Alter von ein bis sechs Jahren.

2

Von Zusammenleben der drei Generationen können im Anna-Haag-Haus alle profitieren:

- **Senioren** erfahren Zuwendung in einem lebendigen Umfeld, sie erleben Kinder in der Tagesstätte bei gemeinsamen Veranstaltungen oder werden von diesen besucht.
- **Junge Frauen** erfahren Anerkennung und lebenspraktische Förderung.
- **Pflegekräfte** wiederum bekommen unterstützende Hilfe durch Frauen in Fördermaßnahmen.

Entscheidend für alle sind feste Strukturen und dauerhafte, verlässliche soziale Kontakte zueinander, die nicht nur Abwechslung, sondern auch Spaß und Anerkennung möglich machen.

„Wir erleben jeden Tag, dass die menschliche Begegnung das höchste Lebensgut sein kann, höhere Lebensqualität ermöglicht. Wir haben dies zur Basis unserer Unternehmenskultur gemacht, von der alle, Betreute wie MitarbeiterInnen, profitieren. Wir gehen dabei von dem Grundsatz aus, dass menschliche Begegnung immer ein positives Lernfeld ermöglicht. Nur im Miteinander können Ziele wirklich erreicht werden. Diese Überzeugung basiert auf unseren Erfahrungen in der **intergenerativen Arbeit.**" T. Syring

Auf der Grundlage langjährigen Erfahrungen möchte die Vorstandsvorsitzende des Anna-Haag-Hauses anderen Einrichtungen Mut machen zur Arbeit mit unterschiedlichen Generationen unter einem Dach und formuliert folgende Tipps für die Praxis:

Tipps für die Praxis

▸ Im Alltag und bei Festen im Laufe des Jahres, vielseitige, generationsübergreifende Begegnungsmöglichkeiten schaffen.

▸ Intergenerative Begegnungen für den Stadtteil öffnen.

▸ Behinderte Jugendliche und verwirrte alte Menschen können gut miteinander umgehen, da sie sich auf einer intuitiven Ebene begegnen.

▸ Intergenerative Begegnung kann nur stattfinden, wenn sie von MitarbeiterInnen ideell getragen wird.

▸ Intergenerative Begegnungen brauchen Gestaltung von MitarbeiterInnen, die eine große Lebendigkeit ausstrahlen und ihre Ideen in einfachen Worten vermitteln können.

■ Die Finanzierung und die Zukunft

Das 1951 errichtete Gebäude platzt längst „aus allen Nähten" und kann wegen technischer Mängel am bisherigen Standort künftig nicht weitergeführt werden. Ein neues Drei-Generationen-Haus soll jedoch intergenerative Arbeit in Bad Cannstatt fortführen. Der Entwurf für die neue Einrichtung, die auch allen funktionalen Aspekten einer sozialen Einrichtung gerecht werden soll, ist bereits bestätigt. Das künftige Gebäude wird inmitten eines Parks im Stil eines kleinen Dorfes mit glasüberdachtem Innenhof gestaltet sein. Der Baubeginn ist im Sommer 2004 geplant. Künftig werden dann in dem Gebäude, dessen Grundstruktur auf zwölf miteinander verbundenen Häusern beruht, grundsätzlich alle Arbeitsbereiche vertreten sein. So bleibt Begegnung der Generationen auch weiterhin selbstverständlich. Finanzielle Grenzen schränken zwar den Rahmen für Ideen ein, doch wie schon Anna Haag setzt sich der Verein unerschrocken mit Durchsetzungsvermögen und Mut für die Verbesserung der Lebenssituation sozial schwacher Menschen ein.

Bisher beruhte die finanzielle Basis der Einrichtung auf:

• Regelfinanzierung durch Pflegesätze für das Pflegeheim
• Regelfinanzierung für die Kindertagesstätte (kommunale und Landesmittel)

- Regelfinanzierung für die hauswirtschaftliche Bildungsstätte (Arbeitsverwaltung, Jugendhilfe und Sozialhilfeträger).

Die Finanzierungslücke für insgesamt 13,5 Millionen Euro Baukosten werden über die Helene-Pfleiderer-Stiftung und die Stadt Stuttgart gedeckt werden, damit die Begegnung von Generationen auch in diesem Jahrhundert weitergeführt werden kann.

2

2.5 Die ambulante Pflegestation Jahnke in Berlin

2.5.1 Nicht nur eine Kiezgröße

Man kennt sie, die ambulante Pflegestation Werner Jahnke. Die privaten Betreiber verstehen es, im Gespräch zu bleiben. Im positiven Sinne, selbstverständlich. Sie fallen gern aus dem Rahmen der üblichen ambulanten Pflegeeinrichtungen, das ist ihr Stolz und gehört zu den Stärken dieser Pflegestation. Denn Stärken sind nötig, schließlich gibt es in Berlin mittlerweilen ca. 500 ambulante Pflegedienste, die Konkurrenz ist groß. Ambulante Betreuung alter Menschen ist zu einem hart umkämpften Markt geworden. Doch ein Kampf ums Überleben, von dem derzeit viele ambulante Dienste beherrscht sind, scheint bei den Jahnkes eher unbekannt. Wenn überhaupt etwas herrscht, dann sind es Spaß am Älterwerden und Lebensfreude, die hier den Alltag prägen.

■ Die Philosophie

Seit mehr als 20 Jahren gibt es die ambulante Pflegestation Werner Jahnke im Bezirk Moabit. Sie ist die älteste anerkannte und qualitätsgeprüfte private Pflegestation der Hauskrankenpflege in Berlin und erfreut sich wachsender Popularität.
Anni Kuffer-Jahnke, von Hause aus Krankenschwester und Diplompsychologin, und ihr Ehemann Werner Jahnke, Krankenpfleger, staatlich anerkannter Fachkrankenpfleger in der Gemeindepflege, fühlen sich grundsätzlich einer ganzheitlichen Pflege und Betreuung verpflichtet. Schon immer wollten sie mehr „als einen

Pflegedienst leiten und nur Pflege anbieten". Mit ganzheitlicher Pflege haben sie neben dem körperlichen auch immer das geistige und seelische Wohlbefinden ihrer Patienten im Auge.

Um diesen Anspruch mit Leben zu füllen, machen die Jahnkes mit ihrem Team Angebote über die Leistungen aus dem Rahmenvertrag der häuslichen Krankenpflege und der Pflegeversicherung hinaus. Hierzu gehören unter anderem:

- Verwandte und Bezugspersonen werden in die Pflege einbezogen
- Pflegeleistungen werden in enger Zusammenarbeit mit behandelnden Ärzten und Patienten abgestimmt
- Es wird ein soziales Ambiente geschaffen, dass den Gesundungsprozess fördert.

 „Gute Pflege ist selbstverständlich für uns. Das allein ist noch nichts Besonderes. Sie ist eher die Basis, die uns zusätzliche Angebote möglich macht." W. Jahnke

Den Kern der MitarbeiterInnen der Pflegestation bilden erfahrene und hoch motivierte Krankenschwestern und -pfleger sowie gut geschulte MitarbeiterInnen in der Hauspflege. Eine Qualitätsbeauftragte sorgt zusätzlich für ein hohes Niveau in der Ausbildung und Pflege. Deshalb ist es für die ambulante Pflegestation auch selbstverständlich, bereits zum dritten Mal das RAL-Pflege-Qualitätssiegel als Qualitätsgeprüfter Ambulanter Pflegedienst erworben zu haben. Für 2003 ist eine weitere Qualitätsprüfung geplant.

 Das RAL-Gütezeichen steht für den geschützten Begriff: „Qualitätsgeprüfter Ambulanter Pflegedienst" und wurde in zurückliegenden Jahren unter der Schirmherrschaft des Agnes-Karll-Institutes des DBfK entwickelt. Inzwischen wird das RAL-Pflege-Qualitätssiegel von der Gütegemeinschaft qualitätsgeprüfter ambulanter Pflegedienste vergeben.

Tipps für die Praxis

▶ Nicht auf Gütesiegel verzichten, sondern geprüfte Pflege-Qualität auch deutlich machen
▶ MitarbeiterInnen gewinnen, die nicht nur ihre fachliche Kompetenz, sondern auch ihre Motivation im Beruf unter Beweis stellen
▶ Pflegende müssen selbst zufrieden sein, um Zufriedenheit und Lebensfreude im Umgang mit Patienten weitergeben zu können.

■ **Die Basis im Berufsverband**

Seine langjährige Mitgliedschaft im Berufsverband DBfK nennt Werner Jahnke eine wichtige, für ihn unverzichtbare Arbeitsgrundlage auch als privater Anbieter einer ambulanten Pflegestation.

Auf dieser Basis habe er Möglichkeiten nutzen können wie:

• bundesweite Kontakte zu FachkollegInnen
• Fachfortbildungen
• aktive Mitarbeit in Arbeitsgruppen.

Überzeugt von der Notwendigkeit fachlicher Zusammenarbeit gründete er mit zwei Kollegen, die wie er die Anfänge im ambulanten Pflegedienst in Berlin wagten, eine Arbeitsgemeinschaft, die bereits 1985, als weitere Anbieter hinzukamen, offiziell als Verein „Arbeitsgemeinschaft Hauskrankenpflege Berlin e.V." eingetragen war. Im Rahmen des DBfK arbeitete er in überregionalen Arbeitsgemeinschaften aktiv mit. Die Jahnkes sind überzeugt, dass sie im Laufe der Jahre einige bedeutende berufspolitische Veränderungen mit auf den Weg bringen konnten. In der ambulanten Pflege wurde beispielsweise ihre Forderung nach Weiterbildung für Anbieter ambulanter Dienste inzwischen durchgesetzt.

Aktuell ist die Pflegestation mit eine Internetseite im Netz vertreten. Hier können Interessenten sich über Pflege- und soziale Betreuungsleistungen, Beratung, Einsatzgebiete und Highlights der Pflegestation informieren und mit der Station in Kontakt treten.

Die Pflegestation Werner Jahnke lädt ein, ihre Internet-Seiten zu besuchen und beantwortet gern Fragen unter: www.jahnkepflege.de

Tipps für die Praxis

Die Stärken eines Berufsverbandes nutzen, um

- ▶ Berufspolitik mitgestalten zu können
- ▶ eine Interessenvertretung zu haben
- ▶ informiert zu sein
- ▶ Ansprechpartner für die Öffentlichkeit zu haben
- ▶ in der Öffentlichkeit präsent zu sein
- ▶ eine breite Fachöffentlichkeit zu erreichen
- ▶ fachlichen Austausch und Fortbildung zu fördern.

■ Zum Erfolg gehören Träume

Was ist das Besondere der ambulanten Pflegestation Werner Jahnke,

- • die von ganzheitlicher Pflege nicht nur träumt
- • die zufriedene Kunden und MitarbeiterInnen hat
- • bei der sich in letzter Zeit auch rund 20 überregionale Zeitungen, Magazine und Fernsehsender die Klinke in die Hand gaben?

Immer hatten und haben die Jahnkes neben aller üblichen Arbeit Träume im Kopf, die dahin gehen, etwas Besonderes für ihre Patienten zu tun. „Gesundheit und Wohlbefinden sind in ihrer Pflegepraxis nicht von geistiger und seelischer Ausgeglichenheit zu trennen", so ein Kommentar des DBfK Blattes „Pflege aktuell".[8]
Schon seit den 80er Jahren gab es deshalb immer wechselnde kulturelle und künstlerische Highlights aus der eigenen „Ideenkiste". Es blieb nicht beim Traum vom Spaß und der Freude am Leben, sondern dieser ambulante Pflegedienst machte deutlich, Lebensfreude gehört hier zum Pflege-Alltag dazu. Wie ein durchgehendes „pflegerisches Kulturprogramm" wurden künstlerische Ideen der eigenen MitarbeiterInnen zur Freude von Patienten und anderen Kunden in die Tat umgesetzt. Beispielsweise gab es

2

- ein kleines Lyrikbändchen mit Gedichten von MitarbeiterInnen des Teams
- Alltagsgeschichten aus der Pflege, die das Team als „wahre Begebenheiten" sammelte und die schließlich auf die Rückseite von Geschäfts- und Serienbriefen kopiert für viel Heiterkeit und erwartungsvolle Nachfrage sorgten
- Karikaturen des Berliner Zeichners Erich Schmitt, der jahrelang zu DDR-Zeiten in der Berliner Zeitung präsent war und dessen Bildgeschichten von „Schwester Monika" mit Genehmigung schließlich in die Geschäftspost des Pflegedienstes Einzug hielten und den Humor bei aller Arbeit nicht zu kurz kommen ließ.

Schließlich hatten sich die Jahnkes auf ihre Fahnen geschrieben, dass Leiden, Schmerzen und Verluste im Alltag ihrer zumeist alten Patienten nicht Übergewicht bekommen sollten. Ihr Traum-Ziel ist es immer wieder, deutlich zu machen, „dem Älterwerden sind viele schönen Seiten abzugewinnen, wenn man diese nur sehen will." Längst gehört deshalb Lebensfreude zum Erfolgsrezept der ambulanten Pflegestation und ihrer ungewöhnlichen Angebote. Genannt seien hier

- der Patiententreffpunkt (☞ unten)
- das „birkenblatt", eine zweimonatlich erscheinende Patientenzeitschrift (☞ unten)
- der jährliche Kalender (☞ unten).

Tipps für die Praxis

▶ Träume sind erlaubt und gehören zu Projekten ebenso dazu wie ausgereifte Planungen.
▶ Auf dem Weg zur Verwirklichung von Träumen immer auch „Gleichgesinnte" suchen und gewinnen.
▶ Die eigene Begeisterung hat die beste Überzeugungskraft und ist der beste Motor.
▶ Keine Scheu, ungewöhnliche Wege zu gehen und außenstehende Fachleute um Rat oder Unterstützung zu bitten. Viele Menschen fühlen sich geehrt, wenn sie gefragt werden. Oft lässt sich Unterstützung durch Ansprechen auf der emotionalen Ebene erreichen, z. B. haben viele Menschen persönliche Erfahrung mit

pflegebedürftigen Angehörigen und Hochachtung vor verant-
wortungsvoller Pflegearbeit.

2.5.2 Erfolgsrezept Lebensfreude

Das Ehepaar Jahnke will und kann keine Erfolgsrezepte für Pflegedienste anbieten, jeder müsse seine Erfahrungen selbst machen.
Doch von den Beispielen aus dem Alltag des ambulanten Pflegedienstes kann Werner Jahnke stundenlang begeistert erzählen.

■ **Der Patiententreffpunkt**

„Es macht allen hier viel Freude und ist schön zu sehen, wie
die Damen und Herren jetzt mit den Jahren statt nur älter zu
werden, wieder Spaß am Leben finden." S. Redlich, Gruppenleiterin.

Seit acht Jahren ist der Patiententreff in einem Seitenflügel der ambulanten Pflegestation so gut wie ausgebucht. Hier in den hellen,
freundlichen Räumen mit großformatiger, moderner Malerei an

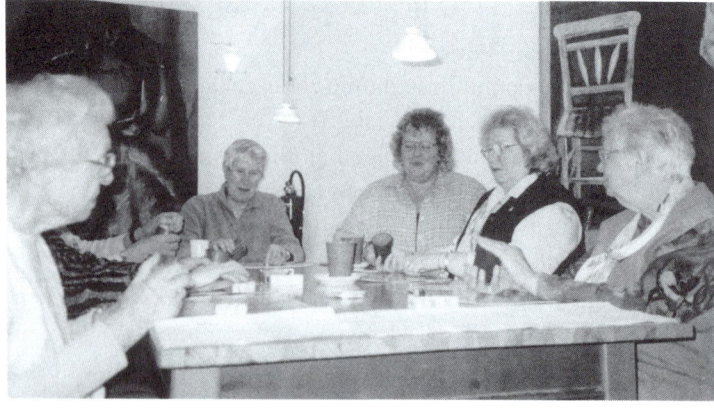

Abb. 10: Der beliebte Patiententreff der „Pflegestation Jahnke"

2

den Wänden treffen sich täglich BewohnerInnen aus dem Kiez. Sie sind zum großen Teil hilfs- und pflegebedürftig. Wer sich aber einigermaßen fit und mobil fühlt, kommt allein hierher. Denn „bei Jahnkes ist täglich was los." Und wer noch nicht so fit ist, wird abgeholt und auch wieder nach Hause gebracht, kostenlos.

Fallbeispiel
Schon früh ist die gelernte Arzthelferin Silke Redlich mit dem Bus der Pflegestation unterwegs und holt ihre Gruppe zusammen. Im Bus stehen sechs Plätze zur Verfügung. Die Gruppenleiterin braucht gut 1½ Stunden, bis sie alle TeilnehmerInnen versammelt hat. Oft muss sie „nach oben, beim Anziehen helfen" oder beim Gang über Treppen und Flure unterstützen. „Es ist ein fulltime-Job, der mir viel Spaß macht" sagt sie enthusiastisch. Und weist darauf hin, dass sie ja viel zurück bekäme von „ihren Damen und Herren", die regelmäßig unter ihrer Leitung hier zusammenkommen.

 Nicht die Qualifikation der Gruppenleiterin, sondern ihre Begeisterungs- und Empathiefähigkeit bestimmen den Erfolg des Patiententreffs über Jahre hinweg. Der Leitung des Pflegestation ist es gelungen, Verantwortung an einen Menschen zu übergeben, der für diese Aufgabe unermüdlichen Optimismus ausstrahlt.

Was zieht die BewohnerInnen im Kiez hierher?
Überzeugt hat die täglichen Gäste das großzügige, kostenlose Angebot der Betreiber mit der immer fröhlichen, engagierten Gruppenleiterin und ihr täglich wechselndes Programm:
- Montags, mittwochs und donnerstags trifft man sich hier für Spaß und Gespräche bei kostenlosem Kaffee oder Tee
- Dienstags trifft sich die Kniffelgruppe
- Der Freitag gehört der Kanastergruppe
- Immer ist Zeit vorhanden für persönliche Beratungen
- Abwechslungsreiche Kulturprogramme, z. B. Buchlesungen, ergänzen das Programm.

2

Die Gruppenleiterin bietet regelmäßig Ausflüge in die weitere und nähere Umgebung von Berlin an und findet dafür regen Zuspruch. Da gibt es das Picknick im Wald, bei dem die Kühltasche mit Leckereien nicht fehlen darf, es gibt Tagestouren im Sommer, Lichterfahrten im Winter zur Weihnachtszeit, „oder wir hauen einfach mal ab und gehen Essen", so eine Teilnehmerin.

Überzeugend erleben die Besucher des Treffs auch ihre Gastgeber, das Ehepaar Jahnke:

- Sie finden regelmäßig Zeit, sich zu einer Gruppe zu setzen.
- Sie haben Humor, lassen sich gern auf Gespräche oder einen Spaß ein.
- Sie kennen ihre Besucher und legen Wert auf eine familiäre Atmoshäre.

Fallbeispiel

Um 9.30 Uhr hat die Gruppenleiterin ihre Kniffelgruppe zusammengeholt. Immer beginnt die Runde mit einem nett gedeckten Frühstückstisch, zu dem Kaffe und Tee gereicht werden. Ihr Frühstück bringen die Gäste in der Regel selbst mit, doch heute spendiert eine Mitstreiterin „Öko-Hackepeter" für alle, die Gruppenleiterin hat für frische Brötchen gesorgt. Alle lassen es sich beim gemeinsamen Schmausen gut gehen und natürlich setzt sich auch Werner Jahnke zu „seinen Damen" und plauscht eine Weile mit ihnen. „Hier werden wir nicht älter, sonder fiter und jünger", lacht eine Teilnehmerin, „es gibt ja immer irgendwelchen Spaß und kostet überhaupt nichts." Erst um halb drei nachmittags nach einer ausgiebigen Kniffelrunde fangen alle an, zu rüsten, denn dann werden sie wieder nach Hause gefahren.

Mit ihrem Patiententreff, der nicht wie andere Tagesstätten Monatsbeiträge verlangt, sondern kostenfrei ist, wollen Werner Jahnke und seine Frau Menschen ansprechen, die alt und einsam zu Hause sind, um sie aus ihrer Isolation zu holen. Dies gelingt, weil

- der Patiententreff direkt an die ambulante Pflegestation angegliedert ist und über MitarbeiterInnen bei pflegebedürftigen Menschen bekannt gemacht wird
- jeder sich zum „Schnuppern" unverbindlich abholen lassen kann

2

- eine fest angestellte Mitarbeiterin sich für den Patiententreff mit unermüdlichem Eifer engagiert, ansprechbar und verlässlich ist
- ein tägliches Angebot vorhanden ist
- ein guter Ruf sich im Kiez durch Mundpropaganda herum spricht, Nutzer sich gegenseitig einladen und neue Gäste mitbringen
- Patienten sich als Gäste willkommen fühlen und dies auch seit Jahren im täglichen Kontakt mit den Gastgebern spüren
- Kontaktpersonen wie die Gruppenleiterin bereits bekannt sind
- man hier Nachbarn treffen kann
- ein großzügiges Angebot zum Hin- und Rücktransport sowie zur kostenlosen Bewirtung mit Getränken genutzt werden kann.

Fallbeispiel

„Dass hier keiner was bezahlen muss, finden wir schon stark", loben die Damen der Dienstagsgruppe. „Wir können ja von Glück sagen, dass wir zur Zeit allein kommen können, aber bei Bedarf würden wir ja auch geholt und gebracht werden. Wenn wir größere Ausflüge machen wollen, geben wir gern einen kleinen Obolus für Benzin dazu." Frau E. ergänzt, „wir werden ja alle älter und freuen uns, wenn jemand für uns da ist. Vielen hat es schon geholfen, dass man so einen Anlaufpunkt in der Nähe hat. Dass man nicht allein ist. Das ist dann auch wichtig, wenn mal Pflegebedarf auf uns zukommt. Die Leute hier kennen wir dann schon, die müssen wir uns nicht aus dem Telefonbuch suchen."

Zur Erfahrung der Pflegestation gehört es, dass die Finanzierung des Patiententreffs möglich ist und bisher keine Probleme machte. Der Treffpunkt ist für die Pflegestation die beste Werbung und damit als **Gewinn** keinesfalls zu unterschätzen.

„Viele Einrichtungen machen teure Werbegeschenke und geben so sehr viel Geld aus, wir machen das eben anders und sind populär und erfolgreich."   W. Jahnke

Gelungene Projekte **für** alte Menschen sind immer auch Projekte **mit** ihnen. Immer gilt es, altersspezifische Wünsche, Interessen und auch Ängste zu erspüren und zu berücksichtigen. Dazu gehört es, Hemmschwellen zur Kontaktaufnahme, die im Alter bei Einsamkeit und Traurigkeit besonders hoch sind, behutsam zu überwinden.

 Tipps für die Praxis

Einsame Menschen brauchen

▶ wohnungsnahe Angebote, die ihrer Lebenssituation entsprechen

▶ statt beeindruckender Programme eher Einladungen zum zwanglosen Beieinandersein

▶ vertraute, ermutigende Ansprechpartner, um für ein Angebot überhaupt Interesse aufzubringen. Das können Nachbarn sein, der Bäcker, der behandelnde Arzt oder die Krankengymnastin, die ermutigen, ein wohnungsnahes Angebot in Augenschein zu nehmen

▶ Zeit, um die eigene Vorsicht gegenüber Unbekanntem zu überwinden

▶ Ermutigung, die jedoch allein in der Regel nicht reicht. Hilfreicher für eine Kontaktaufnahme ist immer das Angebot zur Begleitung oder zum Abholen und der Hinweis auf Bekannte, die dort zu treffen sind.

Um mit Angeboten im Gespräch zu sein, brauchen Pflegedienste

• Kontakte zu Geschäften, Dienstleistern und Institutionen im Wohnbereich

• Verhandlungsgeschick und Offenheit im Umgang mit Geschäftspartnern

• altersgerechte Angebote, die überzeugen weil sie den Lebensbedürfnissen alter Menschen entsprechen (☞ 1.5)

• eigene Motivation, neue Wege zu gehen.

 MitarbeiterInnen, die Angebote für alten Menschen machen möchten, sollten berücksichtigen, dass von ihnen erwartet wird, dass sie auf die Menschen zugehen. Ohne persönliche Ansprache wird bleibender Kontakt schwer möglich.

Pflegende sind es, die den Kontakt aufbauen, halten und die Vertrauensbasis schaffen müssen. Von einsamen alten Menschen ist nicht zu erwarten, dass sie selbst aus ihrer Situation heraus Angebote aktiv für sich in Anspruch nehmen.

 Tipps für die Praxis

Wer eine vertrauensvolle Beziehung zu alten, einsamen Menschen aufbauen möchte, braucht
▶ Echtheit im Kontakt
▶ die Fähigkeit, auf Menschen zu zugehen
▶ Lebenserfahrung im Umgang mit Menschen
▶ Aufmerksamkeit und Einfühlungsvermögen für Situationen, die Interessen und Bedürfnisse alter Menschen
▶ Nähe zum Abbau von Hemmschwellen durch Kontaktaufnahme zu der betreffenden Person.

Dem Pflegedienst Jahnke ist es gelungen, beständigen Kontakt zu einsamen alten Menschen aufzubauen. In der Fachsprache von Beratungsstellen spricht man von offenen Komm- und Gehstrukturen, die Institutionen schaffen müssen, um angenommen zu werden. Die Pflegestation hat diese Strukturen geschaffen:
• **Komm-Struktur:** Alte Menschen können jederzeit zur Beratung oder, um die Räume und Angebote zu nutzen, kommen oder sich abholen lassen. Der Pflegedienst ist auch telefonisch bzw. per Internet jederzeit erreichbar.
• **Geh-Struktur:** MitarbeiterInnen gehen, holen und beraten Patienten in ihrem Zuhause. Beide Angebote gehören zur professionellen Arbeit einer Beratungsinstitution.

Die Patienten der Pflegestation haben das Angebot aufgrund dieser offenen Strukturen gut angenommen, der Bedarf ist kontinuierlich vorhanden, weil
• bedürftige Menschen sich das Angebot nicht suchen müssen, sondern das Angebot zu ihnen kommt und sie durch eine vertraute Mitarbeiterin abgeholt und motiviert werden
• das Angebot der Struktur des eigenen Tagesablaufes entspricht (von 9.30 Uhr bis 14.30 Uhr) und sie nicht überfordert

- Gruppenzusammensetzung und Tagesinhalt sie nicht überfordern, sondern Spaß und Ablenkung bringen
- alte Menschen sich als Gäste ernst genommen und gern gesehen fühlen.

Der Patiententreff ist inzwischen zu einer verlässlichen Größe innerhalb der Stadtteil-Sozialarbeit geworden. Mit dieser Einrichtung ist es der Pflegestation mit relativ geringen Mitteln gelungen,
- im positiven Sinne langfristig auf sich **aufmerksam** zu machen
- **populär** und beliebt zu sein
- potentielle Kunden zu erreichen.

 Tipp für die Praxis

Populär zu sein ist die beste Werbung und erspart Ausgaben für uneffektive Öffentlichkeitsarbeit, die an Zielgruppen vorbei geht und viel Geld kostet.

■ *Das Magazin „birkenblatt"*

Im sechsten Jahr gibt die Pflegestation mit Sitz in der Birkenstraße ihr hauseigenes „Magazin für Pflege – Aktuelles und Hintergründe" mit dem Namen „birkenblatt" heraus. Auch dies mit dem Ziel, nicht nur ehemalige und derzeitige Patienten zu erreichen, sondern auch bei Institutionen, Geschäftspartnern und interessierten Menschen im Stadtteil im Gespräch zu sein. Zweimonatlich erscheint das anspruchsvolle, kostenlose Blatt, in dem immer Interessantes aus dem Stadtteil zu finden ist. Dazu gehören Berichte, Geschichten und ungewöhnliche Fotos
- vom Kietz und seinen Prominenten
- von der Pflegestation und ihren MitarbeiterInnen
- von BewohnerInnen aus dem Stadtteil.

Immer gibt es auch ein Grußwort der Jahnkes, kleine, ansprechende Gedichte, Gespräche mit Kiez-Größen, Einblicke in traditionelle Geschäfte und Gebäude des Stadtteils. Stets ist in der Rubrik „für Sie im Einsatz" ein Kurzporträt von MitarbeiterInnen der Pflegestation zu lesen. Doch auch zur KZ-Gedenkstätte Plötzensee oder zum Theater des Westens sind Berichte zu finden. Zu Tagesthemen, Interviews und Fototerminen standen bereitwillig regionale und überregionale Prominente zur Verfügung wie beispielsweise:

- Ulf Fink, langjährige Berliner Senator für Gesundheit und Soziales (von 1981–89)
- Bundesgesundheitsminister Horst Seehofer
- Patricia Espinosa, Botschafterin Mexikos, mit Sitz im Stadtteil
- Alice Schwarzer, Herausgeberin der Zeitschrift „Emma"
- Michel Friedmann, Christine Bergmann, Regine Hildebrandt, Iris Berben.

Bereitwillig erzählen auch Patienten der Pflegestation im „birkenblatt" und lassen Kietzgeschichte lebendig werden. Das interessiert Menschen im Stadtteil und regt zum Gespräch über Geschichten aus dem Magazin an.

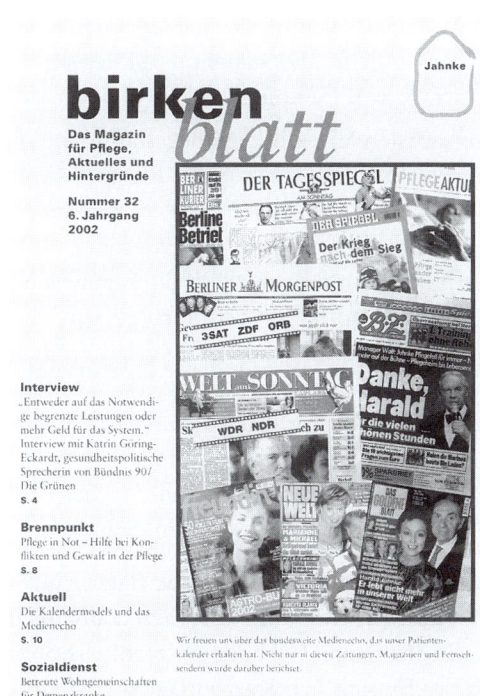

Abb. 11: Das „birkenblatt"

2

*Im „birkenblatt" Nr. 30, 2001 erzählt Hildegard Rosenthal, die nach
zwei Schlaganfällen regelmäßige Besucherin des Patiententreffs
ist, aus ihrem Leben. Die langjährige Berlinerin hat es geschafft, ihr
Hobby zum Beruf zu machen. Immer schon begeistert von Handarbeit,
eröffnete sie eines Tages ein Kurzwarengeschäft in der Moabiter
Kruppstraße. Jahrelang war sie im Kiez geschätzt und bekannt.
Nun ist sie wieder im Gespräch. Ihr Porträt mit großem Hut ziert
das Titelblatt des Patientenkalenders 2002 der Pflegestation mit
dem Titel „Alt-Modisch?" (☞ unten).*

Natürlich kostet die Herstellung des „birkenblattes" regelmäßig
Geld. Doch auch hier haben die Jahnkes Kosten und Nutzen gegeneinander aufgewogen. Sie sind sich sicher, obwohl das Magazin
kostenlos verteilt wird, ist der **Gewinn** für die Pflegestation überzeugend und eindeutig. Denn das Magazin

- macht sie bekannt, sie sind regelmäßig im Gespräch
- verdeutlicht ihre Qualität und Pflegephilosophie
- ermöglicht es, Kontakt zu ehemaligen, derzeitigen und zukünf-
  tigen Patienten, Auftraggebern und anderen Menschen im Stadtteil zu halten
- macht die Pflegestation interessant und gefragt, weil die Menschen etwas von ihnen bekommen
- zeigt, dass die Pflegestation im Stadtteil zu Hause ist und Span-
  nendes über ihn und sich zu berichten hat.

Wachsendes Interesse an dem Magazin sprechen für dessen inhalt-
liche und gestalterische Qualität. Längst ist das „birkenblatt" nicht
nur zum Sprachrohr der Pflegestation, sondern zu einem viel be-
achteten Magazin geworden. Die rege Nachfrage erleichtert wiederum die Akquise von Sponsoren für das „birkenblatt". Schließlich
können Sponsoren eine wichtige Hilfe sein, doch wichtiger ist den
Betreibern der Pflegestation die eigene Unabhängigkeit.
Für das Ehepaar Jahnke spricht dann nichts gegen Sponsoren,
wenn diese nicht Wert darauf legen, als Sponsor öffentlich genannt
zu werden und sich für die Pflegestation keine Verpflichtungen aus
einer Spende ergeben.

Fallbeispiel

In der Nummer 32/2002 wird unter dem Titel „Tradition verpflichtet",
die Erfolgsgeschichte eines Geschäftes für Handschuhe & Accessoires
vorgestellt, „das man früher als schick bezeichnet hätte". Parkett-
boden, Kronleuchter, Schränke und Vitrinen strahlen die Eleganz eines
vergangenen Jahrhunderts aus und tragen zu einer angenehmen
Atmosphäre des Familienunternehmens bei, das der Handschuh-
machermeister Jacob Roeckl 1839 gründete. Im „birkenblatt" findet
die Geschichte gerade dieser Firma Platz, weil MitarbeiterInnen der
Pflegestation ihre Sichtweise vom Alter auch immer mit Begriffen
wie Würde, Schönheit und Eleganz zu verbinden verstehen.

Annoncen finden im „birkenblatt" keinen Platz. Wenn es jedoch
darum geht, wie im Fallbeispiel, über ein traditionsreiches Geschäft im Stadtteil zu berichten und auf diesem Wege Leser dafür
zu interessieren, haben die Herausgeber nichts dagegen einzuwen-
den.

„Wir sind nie fixiert auf Auftraggeber oder Sponsoren, die
eigene Unabhängigkeit ist uns wichtig. Viele kleinere Auftraggeber oder einzelne Kunden sind uns wichtiger als ein großes
Unternehmen, von dem wir schließlich abhängig wären. Ent-
scheiden sollen sich die jeweiligen Auftraggeber völlig unabhängig selbst, ob sie uns Patienten, Angehörige oder Bekannte anvertrauen. Für diese Entscheidungsfindung ist auch un-
ser „birkenblatt" eine wichtige Unterstützung."   W. Jahnke

 Tipps für die Praxis
Wer Sponsoren sucht, sollte auch selbst etwas anbieten, z. B. eine
Hauszeitung herausgeben, die
▶ den eigenen Bekanntheitsgrad fördert
▶ dem Interesse der Leser entspricht
▶ informiert über die Arbeit und Lebensphilosophie des Arbeits-
  bereiches
▶ qualitativ hochwertig ist

▸ regelmäßig angeboten wird
▸ vielseitig ist und neugierig auf nächste Folgen macht.

Jede Einrichtung, die es schon einmal mit regelmäßigen Veröffentlichungen versucht hat, weiß, dass Qualität nur in Zusammenarbeit mit **Profis** zu bekommen ist. Doch hier ist der Markt sehr genau zu testen, oft sind kleine Unternehmen oder private Anbieter und HonorarmitarbeiterInnen unabhängiger, vielseitiger und finanziell interessanter als Großunternehmen. Wichtig ist es, zu überprüfen, ob wirklich ein **Vertrauensverhältnis** als Basis für eine langjährige Zusammenarbeit geschaffen werden kann.

Das gleichbleibend anspruchsvolle Niveau des Magazins „birkenblatt" beruht zum großen Teil darauf, dass es den Herausgebern gelungen ist, eine vertrauensvolle Zusammenarbeit mit einem Fachmann aufzubauen, der seit Jahren die Erstellung des Heftes übernimmt. Die langjährige Verbindung zu diesem freiberuflich tätigen Redakteur hält auch heute an. Obwohl der Redakteur seinen Berliner Wohnsitz nach Frankfurt verlegte, arbeitet er weiterhin für das „birkenblatt".

Qualität sollte heißen, inhaltlich und gestalterisch **niveauvoll** auf sich aufmerksam zu machen. Qualität hat ihren **Preis** und entsteht nicht nebenbei. MitarbeiterInnen können mit Beiträgen an einzelnen Produkten beteiligt sein, die Gesamtgestaltung sollte jedoch immer in den Händen von Fachleuten liegen, die eng mit Verantwortlichen der Einrichtung zusammenarbeiten.

 Tipps für die Praxis

▸ Die Zusammenarbeit mit Profis suchen und nutzen, um eigene Vorstellungen auf qualitativ hohem Niveau zu realisieren.
▸ Die Professionalität von Fachleuten macht sich bezahlt, wenn deren Produkte die Anforderungen des Auftraggebers überzeugend realisieren können.
▸ Die Bedeutung regelmäßiger Kontaktpflege zu wichtigen Partnern nicht unterschätzen.

■ Der Patientenkalender

Von traditionellen Werbegeschenken will das Ehepaar Jahnke nichts wissen. Dafür geben sie ihr Geld nicht aus. Sie wollten ihren Namen mit etwas zu verbinden, das „immer ein bisschen mit Kultur zu tun hat", das haften bleibt, ihre Philosophie vermittelt und gern angesehen wird. Mit diesen Grundvorstellungen entwickelten sie die Idee eines Kalenders mit und für Patienten.

Leicht denkt man bei der Vorstellung vom Patientenkalender an Werbekalender aus der Apotheke, die nicht gerade Renner sind und schnell in der Versenkung verschwinden. Ganz anders wiederum der Kalender der ambulanten Pflegestation Werner Jahnke. Aus der Idee entstand ein künstlerisch sehr anspruchsvolles Produkt, das mittlerweile längst nicht mehr nur Geheimtipp in der Pflege-Fachwelt ist, sondern mit öffentlichen Ehrungen überschüttet wird.

 Tipps für die Praxis

▶ „Aus dem Rahmen fallen" und im positiven Sinn auf sich aufmerksam machen, wer begeistert von seiner Arbeit ist, findet bestimmt auch Möglichkeiten, dies interessant weiterzugeben.

▶ Es muss ja nicht auch ein Patientenkalender sein, doch brainstorming kann neuen Ideen ans Tageslicht holen.

▶ Ungeahnte Talente und Kreativität bei den eigene MitarbeiterInnen entdecken (☞ 3.1).

▶ Ungewöhnlichen Ideen die Möglichkeit zum Reifen geben.

▶ Keine Scheu vor großen Träumen und Profis, die Ideen zum Durchbruch verhelfen können.

Alte Menschen als Stars

Auch mit der Idee ihres Kalenders wollte das Ehepaar Jahnke deutlich machen, Alter muss Öffentlichkeit nicht scheuen, Alter und Lebensfreude müssen keine Gegensätze sein und gehören mitten ins Leben.

Statt üblicher Tier- oder Blumenbilder sollten deshalb auf den monatlichen Deckblättern des Kalenders Patienten der Pflegestation als HauptdarstellerInnen fungieren. Die Idee lässt ahnen, dass die für Porträts auserwählten alten Menschen dem Vorhaben nicht sofort begeistert zustimmten.

Inzwischen melden sich jedoch bei den Jahnkes so viele alte Menschen als Models für Kalenderprojekte, dass Werner Jahnke sie nicht alle unterbringen kann. Doch er erinnert sich, „beim ersten Kalender war es wahnsinnig schwer, da wollte es niemand wagen, sich fotografieren zu lassen". Immer gab es Argumente wie:

- Ich bin zu alt dafür
- Ich bin hässlich
- Ich habe nicht mehr die Kraft.

Erst einfühlsame Überzeugungsarbeit und Vertrauen, dass das Ehepaar Jahnke zu ihren Patienten aufgebaut hatte, konnte ermutigen, in dem Projekt mitzumachen. Inzwischen gibt es nun wunderbare Bilder und die DarstellerInnen sind stolz, sich vor ihren Angehörigen und Bekannten damit zu präsentieren und „Star" zu sein.

 Es war ein Zufall für das Ehepaar Jahnke, als sie „ihre" Kalendermacher vor ca. acht Jahren kennenlernten. Sie suchten preiswerte Leute, die ein Werbeprospekt erstellen sollten. Zu jungen Fachleuten, die ganz neu auf dem Markt waren, fassten sie Vertrauen. Esther Haase kam als frisch gebackene Hamburger Fotografin dazu. Wichtig war den Jahnkes, „wir hatten Vertrauen, deshalb gaben wir den Leuten die Chance, für uns zu arbeiten". Aus der gemeinsamen Begeisterung und Freude an der Arbeit mit alten Menschen entstand schließlich eine langjährige Partnerschaft und bleibender Kontakt zu der inzwischen international gefragten Fotografin Esther Haase.

Mittlerweile gibt es bereits sechs Kalender, die für viel Aufsehen sorgen, ihre Liebhaber in der ganzen Bundesrepublik haben und weit über den Stadtteil hinaus berühmt sind.

Schon die Titel machen deutlich, hier „spielen" Menschen gern mit ihrem Alter:

- **„Dinge des Lebens"** 1985. Ein Kalender, bei dem die DarstellerInnen mit Erinnerungsstücken aus ihrer Jugend abgebildet sind.

2

- „Alte Lieben" ist das Thema des Kalenders 1996 und zeigt Freundschaften im hohen Alter.
- „Landleute" 1997 zeigt schon auf dem Titelblatt Werner Jahnke und seine PatientInnen in ländlicher Umgebung zwischen Scheunen, Wiesen und Feldern in der Kleidung, wie sie eben Landleute einst trugen.
- 2000 gab es die „**Berliner Begegnungen**", Bilder, die Begegnung von Menschen unterschiedlichen Alters und verschiedener Nationen zum Thema haben.
- „**Alt-modisch?**" war 2002 schon im Voraus „ausgebucht" und zeigte die PatientInnen der Pflegestation als ungewöhnliche Models mit schrillen Kostümen der Designklasse von Vivienne Westwood, die an der Berliner Universität der Künste einen Lehrauftrag hat.
- „**Was „alte" Menschen träumen**" lautet der Titel des Kalenders 2003.

Der bisher meistgefragte und viel diskutierte Kalender 2002 erschien in einer Auflage von 1500 Stück und wurde ein Riesenerfolg. Auch hier, wie bereits in den vorhergehenden Jahren, stammen die Aufnahmen von der vielfach ausgezeichneten, international gefragten Modefotografin Esther Haase (☞ Foto des Buchtitels).

Esther Haase ist nach einem Studium an der Hochschule der Künste in Bremen seit 1993 selbstständige Fotografin in Hamburg. Das Ehepaar Jahnke schätzt sie als langjährige Partnerin und Freundin. Für Mode und Werbefotografie wurde sie vielfach ausgezeichnet und bekam für die Fotoserie „Altmodisch?" des Patientenkalenders im März 2002 Gold von Art Directors Club (ADC). In der Laudatio zum Preis heißt es: „Für die ungesehen inszenierte Lebensfreude von Senioren im Kalender der Pflegestation hat die Arbeit von Esther Haase Gold verdient."

Immer ein bisschen verrückt, witzig und Lebensfreude versprühend zeigen die alten Damen und Herren der Kalenderblätter,

2

was an Lebenslust in ihnen steckt. Die bezaubernde Idee, Frauen und Männer jenseits der Siebzig Mode der Designklasse präsentieren zu lassen, lässt die selbstbewussten Senioren vor der Kamera trotz aller Zipperlein energisch und kühn wirken.

Fallbeispiel

„Manchmal hole ich meine Kleider aus dem Schrank und denke, Gott ja – ich habe inzwischen mehr Falten als die, aber ich habe auch mehr Spaß!" Traute Wysocki, geboren 1920. Mit obigem Text abgebildet im Septemberblatt des Kalenders 2002.

Iris Berben hat nicht nur die Schirmherrschaft über den Patientenkalender 2003 übernommen, gemeinsam mit einer Patientin der Pflegestation ziert sie auch das Titelblatt und hat sich für weitere Aufnahmen als Kalender-Model zur Verfügung gestellt (☞ Abb. 12). In ihrem Grußwort zum Kalender ist zu lesen: „Selten habe ich eine künstlerische Beschäftigung mit Schönheit im Alter gesehen, die so vortrefflich realisiert wurde wie die im Patientenkalender der Pflegestation Jahnke. Gern übernehme ich deshalb die Schirmherrschaft über dieses wunderbare Projekt ... Besonders beeindruckt bin ich

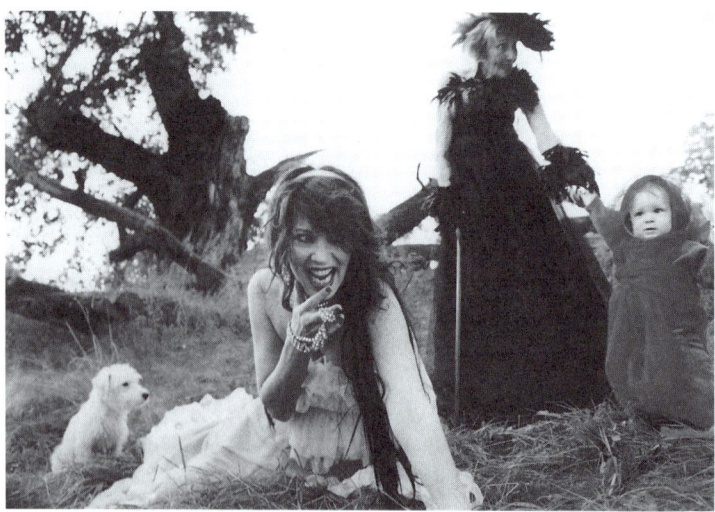

Abb. 12: Iris Berben mit einer Patientin als Kalender-Model.

vom sozialen Engagement des Herausgebers, der Pflegestation Jahnke. Hier ist eine Einrichtung entstanden und gewachsen, die in
Eigeninitiative etwas gegen die Einsamkeit alter Menschen unter-
nimmt, die sie in ihrer Schönheit und Attraktivität präsentiert und
die sie darüber hinaus zur aktiven Teilnahme am Leben herausfor-
dert. Ich wünsche dem Projekt, was es verdient hat: Anerkennung."
Stets stand fest, die Kalender sollten anspruchsvoll sein und als
Geschenk auch immer ein wenig Eigenwerbung realisieren. Bei ge-
nauem Hinsehen erkennt man deshalb das dezente Logo der Pflegestation in einer Ecke des Deckblattes. Die ersten drei Kalender ver-
schenkten die Jahnkes an PatientInnen und Kunden, doch der Riesenerfolg und die steigende Nachfrage ließ neue Ideen möglich werden.

Spenden für einen guten Zweck
Keinesfalls sollte der Kalender trotz steigender Nachfragen und
wachsenden Zuspruchs zum kommerziellen Projekt werden. Seit
1998 wurden deshalb die Patientenkalender mit der Bitte um **Spenden** verteilt.
Jedes Jahr suchen Jahnkes nun einen neuen Adressaten für den Er-
trag der Kalenderspenden heraus und stellen diesen mit einem Porträt im „birkenblatt" vor.
So war der Kalender 2002 gegen eine Spende ab 15 Euro zugunsten
des Projektes „Sport und Jugendsozialarbeit gegen Gewalt" erhält-
lich. Der sehr schnell vergriffene Kalender erbrachte bis Ende Fe-
bruar des Jahres bereits eine Spendensumme von ca. 18 600 Euro.
Im Jahr davor ging die Spende von rund 20 000 DM an ein Kinder-
flüchtlingsprojekt.
Für das Jahr 2003 ist die Spende für das Berliner Behandlungszen-
trum für Folteropfer gedacht.

■ Der Film „Antonia im Wunderland"

Der Patientenkalender hat inzwischen auch bei Verantwortlichen
im Fernsehen seine Anhänger gefunden. Das ZDF zeigte unter dem
Titel: „Antonia im Wunderland – Die Models von der Pflegestation" im November 2001 einen 30-minütigen Film zur Entstehung
des Patientenkalenders 2002.

2

Fallbeispiel

*Aus einer Flut von Reaktionen auf den Film hier einige gekürzte
Zuschriften an die Pflegestation:*

- *„Ich möchte gern mehr Alte sehen. Überall. Toller Film."   Alexandra*
- *„Man kann sehen, Schönheit ist etwas ganz anderes als ein makel-
  loser Körper."   Kay*
- *Ich habe mich prächtig amüsiert und unterhalten gefühlt."   Holger*
- *Die Schönheit des Alters ist eine viel ungeschminktere, weniger
  eitle und doch wahrhafte Schönheit, die sich junge Hupfdohlen wie
  ich erst verdienen müssen."   NN*
- *Ich danke für den Mut, Ideen auf so wundersame Weise in die Tat
  umzusetzen."   Martina*

Im Film wird deutlich, hier verwirklichen Menschen einen Traum,
von dem Werner Jahnke sagt, „das ganze Leben besteht doch nicht aus
Elend. Es besteht aus Freude! Ich wollte versuchen, dies mit meinen
alten Leuten rüber zu bringen." Aus diesem Traum heraus lassen die
Jahnkes ihre Patienten „immer wenn das Geld reicht", wie sie sagen,
für einen Kalender zurecht machen und vor der Kamera posieren.

 Für den Film hatten Studenten der Meisterklasse Vivienne
Westwoods am Institut für experimentelles Bekleidungs- und
Textildesign der Hochschule für Künste selbst „ihre Models"
und dazu passende Kostüme ausgesucht. Das Ehepaar Jahnke
kam in Kontakt zu der Stardesignerin, weil diese die Kalender
kannte und sich auf Bitte der Hersteller mit einer Widmung
eingetragen hatte. Ein glückliche Verbindung, die wiederum
in der Modewelt über die Fotografin geknüpft war.

Kontakt zu Künstlern wie Vivienne Westwood, Ester Haase und
Fernsehteams ist für die Jahnkes eher ein Zufall, der jedoch möglich wurde weil sie
- kontaktfreudig und echt sind
- selbstbewusst sind und keine Berührungsängste auch bei großen
  Namen haben

- über Träume reden können und mögen
- Mut zu Ungewöhnlichem haben.

Der Fernsehfilm[9] zeigt in einfühlsamen Szenen das Fotoshooting für den Kalender 2002: Die Anprobe mit den Studenten der Modeklasse von Vievienne Westwood beginnt. Jedes Modell schlüpft in eine Rolle: Die 86-jährige Liselotte Schilf, die von sich sagt, sie habe einstmals immer nur das Beste vom Besten getragen, wird als Star zurecht gemacht. Die gleichaltrige Maria Unger stolziert im höfischen Prunk über den Dächern von Berlin (☞ Titelfoto dieses Buches) und ist noch heute stolz, die letzten Stockwerke bis zum Dach erklommen zu haben. Aus dem sehbehinderten Paul Kukuk wird der Rockstar Elvis Presley.[33]

In dem Moment, in dem sie geschminkt werden, die Kleidung anbekommen, spürt man die Verwandlung der anfangs sehr zögerlichen DarstellerInnen. Man bekommt das Gefühl, sie seien ganz andere Menschen.

Das Gefühl hält bei ihnen an. Auch nach der Rolle. „Die Kamera der Starfotografin hat die alten Menschen nicht nur für einen Moment verwandelt", so ein Kommentar des ZDF Films.[9] Selbstbewusst erscheinen die Models zu den nächsten Patiententreffs, bewundern stolz ihre Fotos. „Man wird raus geholt aus seinem Leben und vergisst ganz, dass man behindert ist, sagt Paul Kukuk, der nicht nur auf dem Kalenderblatt, sondern auch in den Wochen nach den Aufnahmen aufrecht mit leuchtenden Augen durch die Welt geht und neuerdings im schicken Anzug zum Patiententreff kommt. Im Mai-Blatt des Kalenders gibt er im Elvis Kostüm mit Gitarre und strahlendem Blick zum Besten: „Ich lege jeden Abend meine Zähne auf den Nachttisch … Aber nie meinen Stil."

Antonia Rau, geboren 1914, eine der DarstellerInnen des Films, läßt uns auf dem April-Blatt des Patientenkalender ihr Motto wissen: „bevor ich die Zeit anhalte, gehe ich lieber mit ihr." Nachdenklich fügt Werner Jahnke hinzu:" Alter wird immer grau und schwarz dargestellt, wir wollten einfach mal was anderes zeigen und Farbe in die Pflege bringen."

 In jeder Sequenz des Filmes werden nicht nur der Witz und Humor dieser alten Leute deutlich sondern auch ihr wieder gewonnenes Selbstbewusstsein mit einer Fülle von Lebenslust und Spaß am Experimentieren.

2

Den Betreibern des Pflegedienstes ist es aufgrund vieler ungewöhnlicher Aktivitäten und echten Engagements für alte Menschen gelungen, eine **Popularität** zu erreichen, die sie nichts kostet. Die Basis für den Erfolg beruht auch hier auf kontinuierlicher

- **Pflegekompetenz**
- **Kommunikativer Kompetenz**
- **Sozialer Kompetenz.**

Die Popularität der Pflegestation hat auch immer etwas mit der **Fähigkeiten der Leitung** zu tun,

- kreativ zu sein und ausgetretene Pfade bewusst zu verlassen
- MitarbeiterInnen, Patienten und Außenstehende motivieren zu können
- keine Scheu vor Medien und der Öffentlichkeit zu haben und ihnen Einblick in die Pflege zu gewähren
- keine Scheu vor Mehrbelastung und kritischen Auseinandersetzungen zu haben
- Zusammenarbeit mit ungewöhnlichen Bereichen und beispielsweise fachfremden Studenten nicht zu scheuen.

 Tipps für die Praxis

Mit neuen Ideen in der Pflege alter Menschen erfolgreich sein bedeutet auch immer,

- ▶ Respekt vor alten Menschen und ihrem Lebensstil zu haben
- ▶ die Würde alter Menschen nicht zu verletzen, sondern verantwortlich im Auge zu behalten
- ▶ die Schönheit, Weisheit, Lebenserfahrung und Stärken alter Menschen zu entdecken und weiter zu vermitteln
- ▶ das Leben alter Menschen in den Mittelpunkt des Interesses zu rücken
- ▶ die Bedürfnisse alter Menschen und ihre Begeisterungsfähigkeit nicht zu unterschätzen.

Projektarbeit als Zukunftsstrategie

3

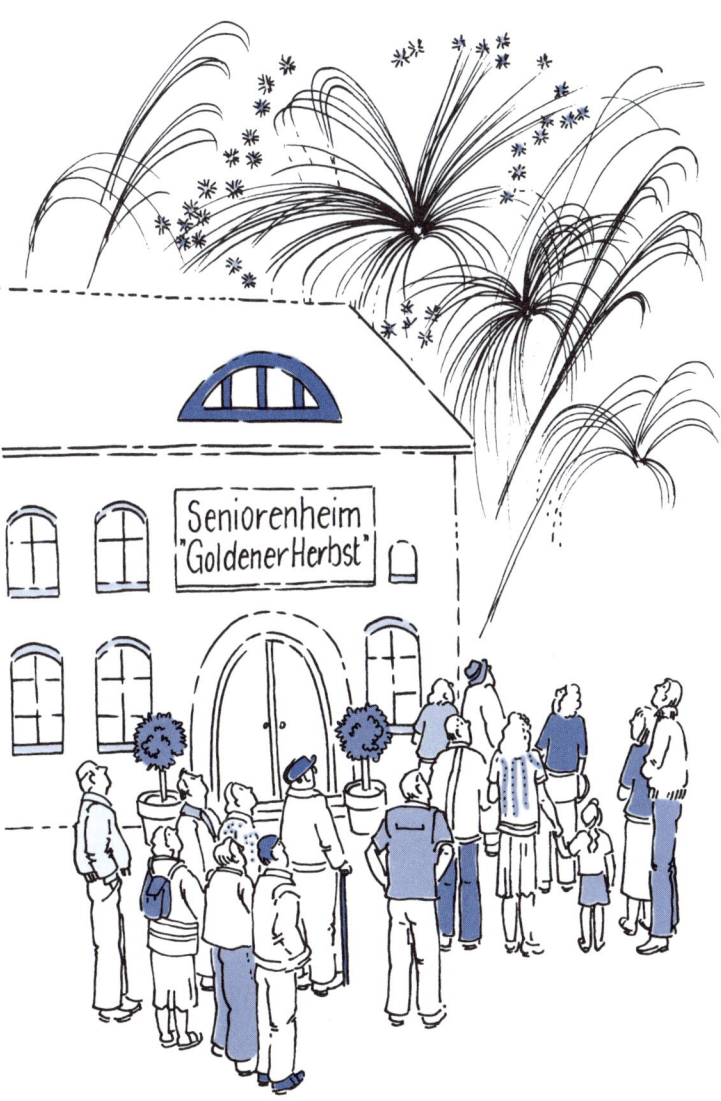

„Wir haben alle Hände voll zu tun in unserem Land, um es auf die Zukunft vorzubereiten", so die derzeitige Bundestagsvizepräsidentin Anke Fuchs in einem Referat zum Thema Solidarität – Subsidarität[29], mit dem sie für einen neuen, solidarischen Gesellschaftsvertrag warb. Solidarität und Gerechtigkeit als zentrale Werte in der Zukunft unserer Gesellschaft bedeutet zeitgemäß interpretiert, wir brauchen zukunftsweisende Projektarbeit, die u. a. auch gerechte und menschenwürdige Betreuung alter Menschen realisiert.

Der Blick der Öffentlichkeit für das Thema Altenpflege ist geschärft, jetzt geht es darum, Reformen nicht nur zu fordern, sondern mit vielfältigen kleinen und großen Projekten deutlich zu machen, was möglich ist. Die Reform der Altenpflege kann nur eingeleitet werden, wenn mehr zukunftsweisende Projekte beweisen, handeln ist möglich und in jedem Fall besser als reden.

Doch alle vorgestellten Projekte machen auch deutlich, Ideen und Projektarbeit brauchen

- Kreativität
- Wissenstransfer und Unterstützung durch Netzwerkarbeit
- Unterstützung durch Freiwillige, Spender und Sponsoren, also „neudeutsch" durch Fundraising.

Die folgenden Abschnitte sollen deshalb dazu anregen und zusammenfassen, wie diese drei Bausteine jeder Projektarbeit zu aktivieren und zu nutzen sind.

3.1 Kreativität planen

Wer nicht nur Gutes tut, sondern auf dem Markt der Anbieter auch im positiven Sinn populär und gefragt sein will, braucht neben aller Fachlichkeit und Professionalität auch Kreativität, wie sie die ambulante Pflegestation Werner Jahnke (☞ 2.5) deutlich macht.

Kreative und innovative Menschen setzen nicht nur ihren Verstand, ihr Wissen und Können ein, sondern nutzen ihre Fantasie, ihre Intuition. Jeder Mensch ist mit diesem schöpferischen Potenzial ausgestattet, obwohl es im täglichen Pflege-Alltag leider bei vielen brach zu liegen oder gar verschüttet scheint. Doch genau dieses Potenzial gilt es wieder hervorzulocken, wenn sich Pflege nur noch auf „ausgetretenen Pfaden" zu bewegen scheint und neue Wege gesucht werden. Wie jedoch ist kreatives Denken innerhalb eines Teams oder einer Belegschaft anzuregen? Lässt sich Kreativität wirklich planen? So wie Manager lernen, immer neu kreativ zu sein, können auch Pflegende ihren Weg zum kreativen Denken finden.

3

■ Erster Schritt

Der erste Schritt hin zum kreativen Denken könnte auf humorvolle Weise während einer Teamsitzung darin bestehen, MitarbeiterInnen anzuregen, ihre Arbeitssituation und Wünsche zu reflektieren. Diese Reflexion darf keinesfalls zu mühsamen Gesprächsrunden ausufern, die jeden Elan bremsen. Stattdessen bieten sich kurze, humorvolle Brainstormings an (☞ Tipps). Die Resultate lassen sich kurz nach Gruppen zusammenfassen und als Motivation zur Veränderung und als Einstieg in eine **Ideenkonferenz** (☞ unten) nutzen:

 ### Tipps für die Praxis

▶ Zufriedenheit und die Ist-Situation der MitarbeiterInnen und Kunden, Patienten bzw. BewohnerInnen lässt sich schnell mit einer numerische Skala (☞ Abb. 13) testen.

▶ Der Einstieg in eine Ideenkonferenz ist mit einfachen Mitteln auch möglich mit
  – Smiley-Skala (☞ Abb. 14)
  – Stimmungsbildern (☞ Abb. 15)
  – Mind mapping (☞ Abb. 16).

Numerische Skala

Das Ankreuzen der Zahlen auf dem Zahlenstrang mit den Ziffern 1–10 ist einfach und aussagekräftig, beispielsweise können so die momentanen Belastungen während einer Arbeitswoche oder das Befinden während eines Teamtages oder einer Fortbildung schnell deutlich gemacht werden. Die Resultate können ein Einstieg für weiteres Nachdenken über die momentane Situation sein.

Meine derzeitige Belastung ist (bitte ankreuzen):

1	2	3	4	5	6	7	8	9	10

gering	mäßig	angemessen	stark	unangemessen stark

Ich fühle mich motiviert (bitte ankreuzen):

1	2	3	4	5	6	7	8	9	10

gar nicht	kaum	mäßig	stark	überfordert

Abb. 13: Numerische Skala zum Erfassen von Belastung und Motivation

Smiley-Skala

Wie auf der numerischen Skala lassen sich Situationen und Befindlichkeiten auch mit einer Smiley-Skala gut erfassen und Startsignal für weitere Schritte sein.

Ich bin (bitte ankreuzen):

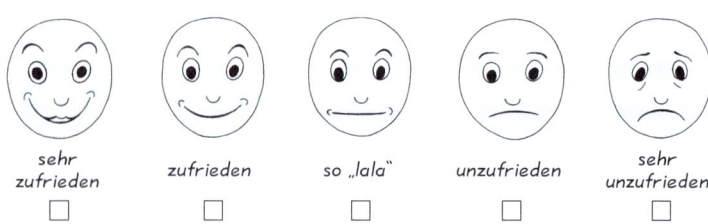

sehr zufrieden	zufrieden	so „lala"	unzufrieden	sehr unzufrieden
☐	☐	☐	☐	☐

Abb. 14: Die Smiley-Skala kann verwendet werden, um sich z. B. ein Bild von der Kundenzufriedenheit oder der Zufriedenheit der MitarbeiterInnen mit ihrer Arbeitssituation zu machen

So geht es mir (bitte ankreuzen):

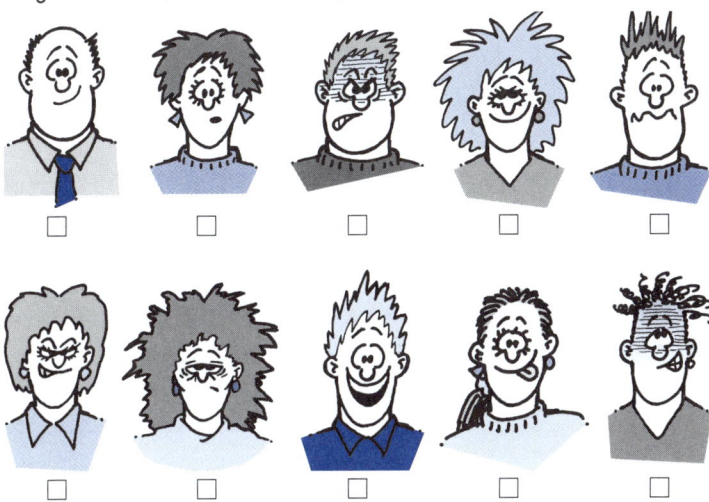

Abb. 15: Stimmungsbilder

Stimmungsbilder

Wer seine Fragen witziger oder kreativer gestalten möchte, kann mit einfachen Mittel Stimmungsbilder in Form unterschiedlicher Gesichtsausdrücke zusammenstellen lassen. Die auf Papier oder Pappe vorbereiten Gesichter können beispielsweise einzeln ausgewählt und an einer Pinnwand zusammengestellt werden. Auch eine Darstellung per Overhead-Folie oder auf Flippchart ist gut möglich, wenn z. B. die Vornamen der Beteiligten zu dem von ihnen ausgewählten Gesicht geschrieben wird.

Mind Mapping

Mit diese Methode, lassen sich Gedanken in Form von Texten oder Symbolen festhalten, um z. B. ein gedankliches Organisationsschema zu entwickeln. Das System bildlicher Darstellungen wurde vorwiegend in Skandinavien und Amerika geprägt. Durch die Visualisierung lässt sich ein größeres Potenzial des Gehirns nutzen, weniger wird vergessen oder übersehen, auch kreative Komponenten kommen leichter ins Spiel.[11]

3

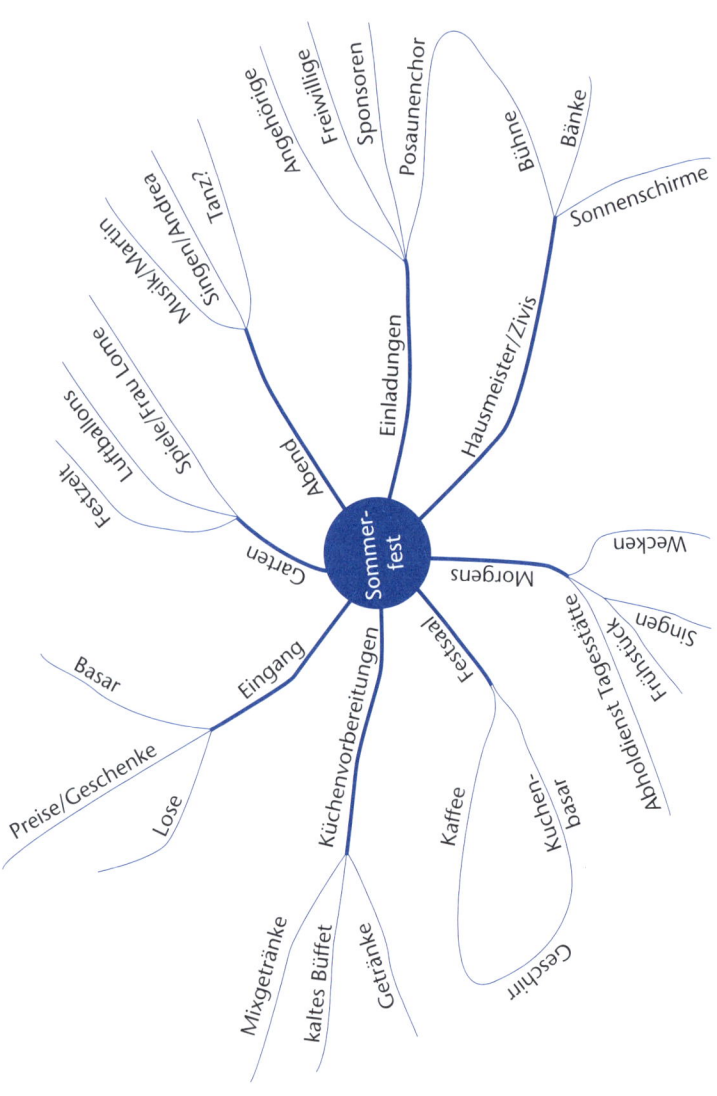

Abb.16: Mind Mapping

Ein Mind Map, mit dem ein Team beispielweise einen Einstieg findet, um ein Fest der Einrichtung so zu organisieren, das nichts vergessen und jede Gedankenrichtung aufgenommen wird, würde so aussehen: Um das Wort Sommerfest bilden sich Erinnerungsstränge zu den Dingen, die organisiert und bedacht sein sollen.

Nutzen
- Es wird weniger vergessen.
- Der Spaß beim Denken ist größer.
- Es kann kreativ auch quer gedacht werden, ohne dass ungewöhnliche Ideen vorzeitig als Unrealistisch verworfen werden.
- Der Kopf bleibt frei, weil alles notiert ist.
- Jede Idee findet ihren Platz.
- Gedanken lassen sich leichter überprüfen und organisieren.

■ Weitere Schritte zum kreativen Denken

Es ist schon **kreative Arbeit,** wenn MitarbeiterInnen eine Checkliste mit folgenden Fragen bearbeiten[10] und sie einrichtungsspezifisch weiter entwickeln.

Checkliste kreatives Nachdenken

Kundenbezug
- Welche Wünsche könnten KundInnen, PatientInnen bzw. BewohnerInnen noch haben?
- Mit welchen unserer Leistungen sind KundInnen, PatientInnen bzw. BewohnerInnen möglicherweise nicht zufrieden?
- Womit würden wir unsere KundInnen, PatientInnen bzw. BewohnerInnen positiv überraschen?
- Wie können wir unsere KundInnen, PatientInnen bzw. BewohnerInnen besser erreichen?
- Wie können wir mehr von den Vorstellungen und Wünschen unserer KundInnen, PatientInnen bzw. BewohnerInnen erfahren?

Checkliste kreatives Nachdenken

Mitarbeiterbezug

- Welche Wünsche habe ich als MitarbeiterIn?
- Was stört mich, wie könnte es anders sein?
- Welche Träume habe ich manchmal in Zusammenhang mit meiner Arbeit?
- Was kann ich außer meiner professionellen Pflegearbeit gut?
- Wozu hätte ich Lust?
- Welche Menschen anderer Berufe kenne ich, die uns mit ihrer Fachlichkeit unterstützen könnten?
- Was können wir von anderen übernehmen, lernen? Welche Trends finde ich bemerkenswert?
- Wie können wir mehr noch von anderen lernen?
- Worüber wollte ich schon immer einmal mit meinen KollegInnen nachdenken?

Mit etwas Geduld und Optimismus lassen sich verschüttete kreative Potenziale bei MitarbeiterInnen ja möglicherweise wieder wecken. Erfolgreich verwirklichte Ideen basieren unter anderem stets auf Fähigkeiten wie
- Selbstvertrauen
- vielfältige Interessen
- Sensibilität
- Orginalität
- Flexibilität
- Begeisterungsfähigkeit
- Kommunikationsfähigkeit
- Spaß am Experiment
- Einfühlungs- und Beobachtungsvermögen
- Durchhalte- und Durchsetzungsvermögen.[10]

Mit Sicherheit verfügen auch MitarbeiterInnen über diese Fähigkeiten. Es muss lediglich gelingen, diese Potenzial zu entdecken, zu aktivieren und zu nutzen. Wie das gelingen kann, zeigt das Fallbeispiel (☞ unten), in dem deutlich wird, wie MitarbeiterInnen Ideen entwickelten und umsetzten. Das Fallbeispiel beschreibt einen Wettbewerb um das beste Konzept einer Pflegeeinrichtung unter dem Motto: „Tun sie sich was Gutes". Mit diesem Konzept erhielt die Stuttgarter diakonische Einrichtung „Luise-Schleppe-Haus und Schloss" den Altenpflegepreis 2002 im Rahmen der Altenpflege-messe in Hannover.

Fallbeispiel

Die Einrichtung mit großer Mitarbeiterfluktuation und viel Durch-einander in der Organisation suchte neue Wege. Den Wendepunkt brachte eine zweitägige Klausur für alle MitarbeiterInnen außerhalb der Einrichtung in einem Hotel. Hier dachte die gesamte Belegschaft nicht nur über Belastungen nach, sondern entwickelte Ideen. Heraus kam ein Katalog mit Vorschlägen zur Entlastung der Mitarbeiter-Innen. Bei diesem Katalog blieb es nicht: Schnell realisieren ließ sich beispielsweise eine Wellness-Insel in ehemaligen Personalwohnungen. Dort gibt es nun einen Frühstücksraum, Besprechungsräume, Hänge-schaukeln, Fitnessgeräte. Sogar ein Sofa für ein Nickerchen und kostenlose Getränke stehen für die MitarbeiterInnen bereit.

■ Goldene Regeln zur Kreativitätsförderung

Leitende MitarbeiterInnen sollten auch **Kreativitätskiller** kennen und unbedingt vermeiden. Solche sind beispielsweise

- der Schreibtisch. Dieser lang gewohnte Arbeitsplatz ist eher Sinnbild für eintönige und unliebsame Arbeit. Auf neue Ideen kommt man hier selten.
- Scheuklappen. Wer nicht bereit ist, um sich herum nach neuen Ideen Ausschau zu halten, findet immer nur den gleichen Pfad.
- Besprechungen, Konferenzen im großen Rahmen. Hier fühlen sich MitarbeiterInnen eher zum Abschalten als zum selbststän-digen Denken eingeladen.

Kreativitätsforscher und Autor Gottlieb Guntern hat nicht nur die Killer beschrieben, sondern zur Förderung von Kreativität **sieben goldene Regeln** entwickelt:[30]

- **Regel Nr. 1:** Regeln und Vorschriften aus dem Kopf verbannen. Sie lähmen den Geist. Innovativ ist nur, wer sich von Fesseln befreit.

3

- **Regel Nr. 2:** Vielfalt ist besser als Einfalt. Wer Zeit findet, sich mit anderen Dingen zu beschäftigen, z. B. Bücher zu lesen, Bilder anzusehen, ins Kino oder Theater zu gehen, findet auch neue Anregungen.
- **Regel Nr. 3:** Selbstzufriedenheit lähmt. Nur wer immer neugierig und auf der Suche nach Ideen ist, bleibt wach. Wer sich an bescheidenen Maßstäben misst, ist schnell zufrieden. Besser hohe Ziel setzen.
- **Regel Nr. 4:** Bilddenken entwickeln. Wer in Bildern träumt hat es leichter als beim sprachlichen Denken.
- **Regel Nr. 5:** Mut zur Menschlichkeit. Der Umgangsstil miteinander, Emotionen und Motivationen sind bedeutende Faktoren zum Wohlfühlen und zur Kreativität. Auch soziale Kompetenzen der MitartbeiterInnen erkennen und fördern.
- **Regel Nr. 6:** Positive Emotionen wecken. Für mehr Spaß bei der Arbeit sorgen. Kreative Emotionen existieren nur, wo Hoffnung, Spaß und Humor eine Chance haben.
- **Regel Nr. 7:** Optimalen Informationsfluss organisieren. Nur so können sich Ideen entwickeln, fließen und ihr Ziel erreichen.

Wenn es gelingt, mit Hilfe dieser Regeln Kreativität zu entdecken, werden Potenziale frei, die bisher wenig oder gar nicht genutzt wurden. Mit ihnen gilt es weiter zu arbeiten, beispielsweise in einer **Projektgruppe.** Für ihren Aufbau kann wiederum eine Checkliste helfen, Grundstrukturen zu schaffen.

Checkliste Projektgruppe Kreativität

- Was ist das allgemeine Ziel der Projektgruppe?
- Welche Informationen benötigen MitarbeiterInnen zur geplanten Projektgruppe?
- Wer bereitet diese vor bis wann?
- Wie sollen die MitarbeiterInnen informiert werden?
- Welche KollegInnen könnten zur Mitarbeit motiviert werden?
- In welchem Rahmen kann/soll kreativ gearbeitet werden? (Ort, Raum, Zeit)

Checkliste Projektgruppe Kreativität

- Welche Notwendigkeiten ergeben sich bei dem geplanten Rahmen?
- Welche Themen sind denkbar und wünschenswert?
- Welche Ressourcen haben bestimmte MitarbeiterInnen dazu?
- Wie können MitarbeiterInnen angeregt werden, eigene Ideen kreativ und fantasievoll zu entwickeln ?
  - Welche Bedingungen sind zu schaffen?
  - Welche Hemmnisse sind zu beseitigen?
- Wer ist für die Moderation geeignet?
- Welche Hilfsmittel, Materialien sind zu besorgen?
- Wie ist Anerkennung des Einsatzes in der Projektgruppe möglich?
- Sind interne Probleme zu erwarten?
  - Welche?
  - Wie sind sie zu beheben?
- Wer muss außerdem gezielt informiert und eingebunden werden?
- Wer ist verantwortlich für die Projektplanung?

3.2 Koordination durch Netzwerkarbeit

In Deutschland erhalten rund 1,35 Millionen Menschen ambulante Leistungen auf der Basis der Pflegeversicherung. Doch zusätzlich gibt es Hunderttausende, die auf Hilfe und Unterstützung angewiesen sind, sich jedoch auf dem unüberschaubaren Markt der Angebote nur schwer orientieren können. Es werden Hilfen benötigt beim Einkaufen, bei der Versorgung von Haustieren, bei Haus- und Gartenarbeiten, Kleinreparaturen, Behördengängen und Begleitung bei Arztbesuchen. Ebenso groß in der Bedarf an Kontakt- und Begegnungsmöglichkeiten. Doch lediglich für pflegerische Angebote stehen ausreichend ambulante Dienste zur Verfügung. Jenseits der Pflege gibt es häufig einen unüberschaubaren Bedarf an Unterstützung, dem ein ebenso unüberschaubarer Mark von Dienstleistungen, unterstützenden Initiativen und Hilfsangeboten gegenüber steht. Oft sind bereits innerhalb kleinerer Ortschaften Angebote und Bedürfnisse völlig unübersichtlich. In der Regel wird in den Kommunen ein unabhängiges, trägerneutrales System benötigt, in dem alle Angebote gebündelt sind. Nur so können Informationen von Anbietern und Nutzern effektiv und zielgerichtet vernetzt werden. **Vernetzung** oder die Verknüpfung von Angeboten und Bedürfnissen zu **Netzwerken** im Rahmen sozialer Arbeit ist deshalb längst zu einem unverzichtbaren Bestandteil zielgerichteter sozialer Arbeit geworden.

Netzwerke bündeln unterschiedliches Engagement und verschiedenartigste Initiativen zum Nutzen aller, weil sie durch Informationsaustausch und Kontakt die Zugriffsmöglichkeiten für alle Beteiligten optimieren.

3.2.1 Start social

Im Mai 2001 wurde der bundesweite Wettbewerb zur Förderung sozialer Ideen und Projekte als Netzwerk „start social" ins Leben gerufen. Mit der Initiative sollen neue soziale Projekte und freiwilliges Ehrenamt nicht nur angeregt, gefördert und verknüpft werden, sondern auch entsprechende Würdigung erfahren. Teilnehmen am Wettbewerb können Projekte, die an der Lösung eines sozialen Problems arbeiten und die schwerpunktmäßig ehrenamtlich getragen sind.
Start social ist eine Initiative der Wirtschaft unter der Schirmherrschaft des Bundeskanzlers. Zu den vorrangigen Sponsoren und Förderern des Wettbewerbs gehören:
- ProSiebenSat.1 Media AG
- Gerling-Versicherungsunternehmen
- Siemens Bussiness Service, Elektronikanbieter
- McKinsey & Company, Unternehmensberatung
- Bild am Sonntag, Printmedium.

Fünf der fünfundzwanzig besten Projekte sollten nach Auswahl durch ein Sponsorengremium ausgezeichnet werden, doch am Jahresende gab es wesentlich mehr Preisträger.

■ Bundessieger 2001

Die jeweiligen Sieger, Sonderpreisträger und Teilnehmer an der Bundesauswahl sind im Internet vorgestellt. Dort kann man mehr über die Projekte erfahren und Kontakt knüpfen.

Zu den Preisträgern zählten:

- KlickBlick Plus e.V. – „Leih mir dein Auge", Oberhausen-Rheinhausen. Info@klickblick.de
- Familienbegleiter. Björn Schulz Stiftung, Berlin. www.bss.service.de
- Kinderhospiz „Sternenbrücke", Hamburg. www.sternenbruecke.de
- Internationale Altenbegegnungsstätte, Dortmund. sandra.alberti@gmx.de
- Förderkreis Iwanuschka e.V., Berlin. www.Iwanuschka.de
- Menschen helfen Menschen. Arbeitsgemeinschaft Wohnungsloser, München. Tel. 089/663731
- Kiez Café Berlin. www.kiez-cafe@gmxhome.de

Den Sonderpreis des Bundeskanzlers erhielt das Projekt: Harlekids, Selbsthilfeverein Senftenberg e.V., Hörlitz. www.karlekids.com

■ Die kommenden Jahre

Im Jahr 2002 war das zentrale Anliegen der „start social" Initiative „Hilfe für Helfer durch Wissenstransfer". Als Experten zur Beratung von Projekten standen erfahrene Profis aus der Wirtschaft und dem sozialen Bereich zur Verfügung. Teilnehmer am Wettbewerb waren außerdem eingeladen zu so genannten regionalen Social Days. Dort gab es die Möglichkeit, sich mit Wirtschafts- und Sozialexperten auszutauschen, zu diskutieren und Erfahrungen zu sammeln.

In der vernetzten Rubrik **Projektideen** können zusätzlich alle Konzepte zum Austausch genutzt werden. Die 100 erfolgversprechendsten sozialen Projekte wurden im Jahr 2002 mit einem dreimonatigen Beratungsstipendium im Wert von jeweils 5000 Euro prämiert. Weit über 500 Projektideen von sozial engagierten Menschen wurden eingereicht. Die große Resonanz war um so erfreulicher, als die

Messlatte im Jahr 2002 sehr hoch lag, denn schon die Bewerbung erforderte ein vollständiges Projektkonzept.

 Tipps für die Praxis

▶ Auch im Jahr 2003 und Folgejahren wird es den Wettbewerb geben. Die Bewerbungsphasen laufen jeweils von April bis Juni.
▶ Die Teilnahmeunterlagen zum Wettbewerb bekommt man unter www.startsocial.de
▶ Unter 0 18 05/77 78 77 (12 Cent/Min.) ist eine telefonische Hotline eingerichtet.

Die steigende Zahl sozial engagierter Menschen ist ein Zeichen dafür, dass es auch eigenen Nutzen bringt, sich sozial zu engagieren und für andere stark zu machen. Immer bringt soziales Engagement auch Persönlichkeitsgewinn.

 Tipps für die Praxis

Mit-machen und Mit-gestalten als wichtige Voraussetzungen zum „Wir-Gewinn" nutzen.

Auch für Einrichtungen und MitarbeiterInnen, die sich bereits intensiv sozial engagieren, eröffnen sich durch bisher unbekannte Initiativen und Kontakte neue Möglichkeiten.
Um in Netzwerken aktiv zu werden und Kontakte zu knüpfen, bedarf es manchmal nur eines kleinen Anstoßes in Form einer Anregung, Information oder Kontaktadresse. Um Anregungen zu finden, kann eine Checkliste hilfreich sein.

Checkliste Anregungen zur Beteiligung in Netzwerken

• Was könnte in unserer Einrichtung /unserem Stadtteil angeregt werden?
  − für das kulturelle Leben
  − für die Umwelt
  − für Menschengruppen (z. B. für alte Menschen)

Checkliste Anregungen zur Beteiligung in Netzwerken

- Wo findet im Stadtteil bzw. Ort bürgerliches Engagement statt?
- An welchem Projekt für „aktive Nachbarschaft" könnte sich die Einrichtung beteiligen?
- Was könnte selbst entwickelt werden?
  - Welche Initiativen und Fähigkeiten von MitarbeiterInnen gibt es, die zu bündeln oder weiterzugeben und zu nutzen sind z. B.
  - Wer ist Computerfan, bzw. surft gern im Internet?
  - Wer spielt ein Instrument? Singt gern ?
  - Wer schreibt oder erzählt gern Geschichten?
  - Wer spielt gern?
  - wer kocht gern?
  - Wer organisiert gern?
  - Wer arbeitet gern mit Kindern?

3

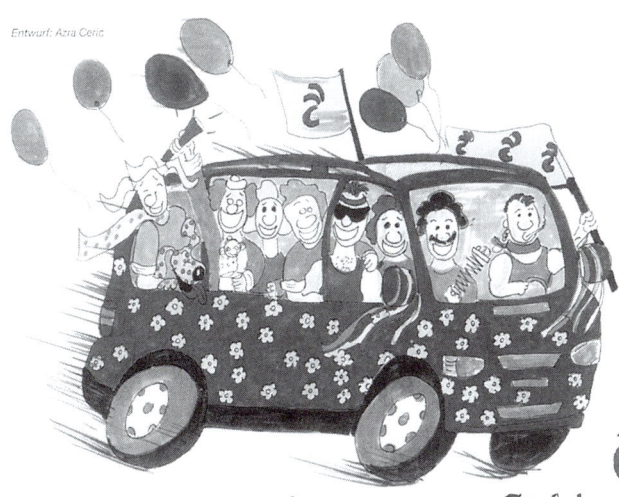

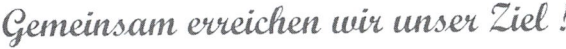

Abb. 17: Ziele gemeinsam erreichen – eine Initiative des „Freiwilligen Zentrum Hamburg"

3.2.2 Das Hamburger Netzwerk Aktivoli

Engagement von Bürgerinnen und Bürgern hat in Hamburg lange Tradition. Viele Aktivitäten fanden oftmals im Verborgenen statt, kaum jemand wusste, wie vielfältig die Initiativen waren und welche Zukunftsfähigkeit damit vorhanden ist. Dieses öffentlich zu machen, war der gemeinsame Ansatz des Aktivoli Netzwerkes.[26]

Die 1. Hamburger Freiwilligen-Börse Aktivoli war auf dieser Basis das erste gemeinsame Projekt, das durch Zusammenschluss der Wohlfahrtsverbände der Stadt in eine Arbeitsgemeinschaft möglich wurde.

Die erste Veranstaltung fand bereits 1999 im traditionsträchtigen Börsensaal der Handelskammer Hamburgs mit großer Resonanz statt. 47 Projekte aus sozialen, kulturellen, ökologischen und politischen Bereichen stellten ihre ehrenamtliche, freiwillige Arbeit vor und warben um Unterstützung und Mitarbeit. Workshops dienten dem Austausch, der Information und dem Know-How-Transfer untereinander.

Ziel des Netzwerkes Aktivoli ist es, Bürgerengagement in Hamburg zu fördern und zu stärken durch

- verbesserte Zugangsmöglichkeiten (Infrastruktur) aller Altersgruppen zu freiwilligem Engagement und Ehrenamt
- Vernetzung des Engagements durch Informationsstrukturen und Öffentlichkeitsarbeit
- Fortbildung und Qualifizierung für Engagierte und Fachkräfte
- Schaffung eines politisch und institutionell akzeptierten Anerkennungssystems
- Nutzbar machen von im bürgerschaftlichen Engagement erworbenen Qualifikationen für Arbeits- und Ausbildungssituationen

Die Netzwerkarbeit in Hamburg ist darauf gerichtet, vorhandene Strukturen im Bereich zu nutzen und Verfahren der Wirkungs- und

Erfolgskontrolle zu entwickeln. Derzeit stehen deshalb im Mittelpunkt drei konkrete Projektschwerpunkte:

- **Netzwerk Bürgerengagement** installiert auf der Hompage www.hamburg.de ein Portal für Ehrenamtliche mit e mail Adresse. Hier soll garantiert sein, dass eine Datenbank bestehende Angebote vernetzt und um einen telefonische Anrufweiterleitung ergänzt wird. Anrufe sollen auch am Abend und Wochenende angenommen werden können.
- Aufbau praxisorientierter und leicht zugänglicher **Weiterbildungsmöglichkeiten**. Aktivoli wird dabei als ersten Schritt aus eigenen Kräften im Rahmen der Caritas und des Diakonischen Werkes in Zusammenarbeit mit Fachhochschulen für Sozialpädagogik Weiterbildungen anbieten.
- Planung und Organisation jährlicher **Freiwilligen-Börsen**.

 „Das Netzwerk Aktivoli orientiert sich an der Enquete-Kommission „Zukunft des bürgerschaftlichen Engagements" der

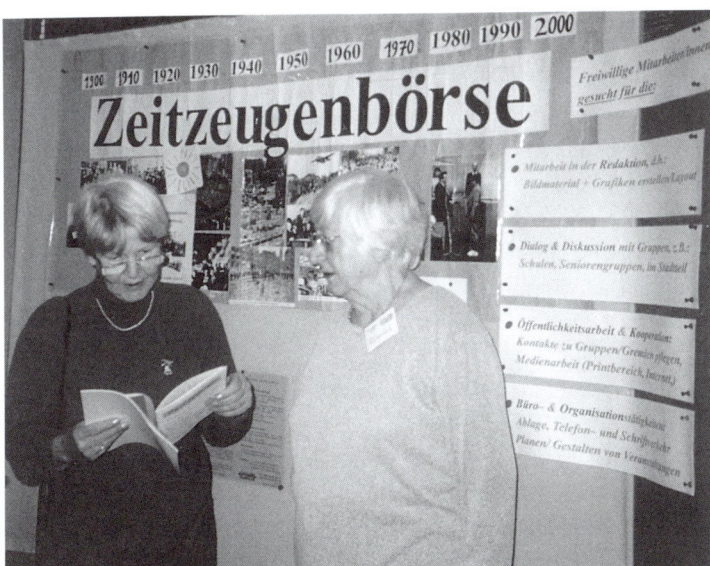

Abb. 18: Zeitzeugen auf der Hamburger Freiwilligen-Börse

deutschen Bundestages. Die Förderung bürgerschaftlichen Engagements setzt darauf, dass durch faire und gleichberechtigte Zusammenarbeit von Politik, Verwaltung, Verbänden, Kirchen, Einrichtungen und Bürgerschaft Lösungen für die Gestaltung des Lebensraums und des Gemeinwesens gefunden werden, die eine hohe Qualität und Zukunftsbeständigkeit haben."[26]

Im Januar 2002 war bereits die 3. „Freiwilligen-Börse rund ums Ehrenamt" mit wachsender TeilnehmerInnen- und BesucherInnenzahl erfolgreich. Als Veranstalter hat sich die Arbeitsgemeinschaft der freien Wohlfahrtspflege Hamburg e.V. bewährt. 86 ausstellende Projekte freuten sich mit den Veranstaltern über nicht enden wollende Besucherströme.

Fallbeispiel
Bereits um 14 Uhr waren auf der 3. Freiwilligen-Börse 1700 „Begrüßungspapiere" mit Namen und Kontaktadressen der beteiligten Projekte und Organisationen verteilt. Die imposanten Räume der ehrwürdigen Handelskammer Hamburg waren bunt und einladend geworden.
Eine ganze Schulklasse war an diesem Sonntag gekommen, um sich über Ehrenamt und Freiwilligenarbeit zu informieren.
„Ich habe hier das gefunden und kann genau das machen, was ich möchte", verabschiedet sich eine ältere Dame, die die Gelegenheit genutzt hatte, aus ihrer, wie sie sagte, „häuslichen Einsamkeit" zu entkommen."

Zum Resümee der 3. Hamburger Freiwilligen-Börse zählten nahezu 3000 BesucherInnen, etwa 9000 Kontaktgespräche[27] und vier Workshops. 86 Projekte stellten sich vor, darunter
• Zeitzeugenbörse Hamburg
• KoBalt e.V., Koordinierung Bildung und Kultur im Alter
• Motte, Verein für stadtteilbezogene & Kultur- und Sozialarbeit, Ottensen
• Patriotische Gesellschaft von 1765

- Hamburgische Brücke, Gesellschaft für private Sozialarbeit e. V.
- Kiss, Kontakt- und Informationsstelle für Selbsthilfegruppen
- Hamburger Spendenparlament
- SES, Senioren Experten Service, Büro Hamburg
- TAS, Tagesaufenthaltsstätte für wohnungslose Menschen
- Jugendgruppe „Hot Schrott".

3

Fallbeispiel
Für musikalische Unterhaltung zum Börsen-Nachmittag sorgte die Jugendgruppe „Hot-Schrott", eine Instrumentalgruppe, die ihre „Instrumente" auf Schrottplätzen gesammelt und während des Auftritts in Einkaufwagen aus Supermärkten gestapelt hat. Die Gruppe ist ein Projekt der Bürgerstiftung Hamburg. Auf ausgebeulten Kochtöpfen, alten Verkehrsschildern und Blechtonnen trommeln die Jugendlichen unter Leitung eines Sozialpädagogen inzwischen so professionell, dass sie allen Angeboten für Auftritte längst nicht mehr nachkommen können.

Menschen, die sich freiwillig engagieren, finden in Netzwerken wie der Hamburger Freiwilligen-Börse Gleichgesinnte und erfahren dass freiwilliges Engagement nicht nur Spaß machen kann, son-

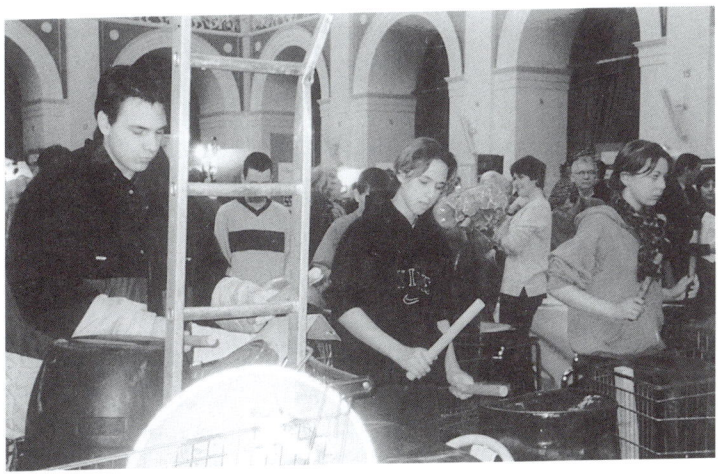

Abb. 19: Gruppe „Hot Schrott" auf der Hamburger Freiwilligen-Börse

dern auch ein Zugewinn an sinnbringender Lebensqualität ermöglicht. Gezielte Informationen stehen nicht nur für Einzelpersonen sondern auch für Einrichtungen und Organisationen zur Verfügung. Gleichzeitig sind derartige Veranstaltungen Zeichen der Anerkennung, die Möglichkeit bieten, ehrenamtliches Engagement öffentlich zu würdigen.

- Bei der Arbeitsgemeinschaft der freien Wohlfahrtspflege kann eine Projektliste unter der Telefon-Nr. 040/23 15 86 angefordert werden
- Das Freiwilligen-Zentrum Hamburg berät gern weiter unter der Telefon-Nr. 040/2 48 77-360
- oder per E-Mail: info@freiwilligen-zentrum-hamburg.de
- Internet: www.freiwilligen-zentrum-hamburg.de

 Tipps für die Praxis

Örtliche, soziale Netzwerke lassen sich unter der Schirmherrschaft politischer Träger und kommunaler Wirtschaftsunternehmen schaffen.

3.3 Mittel und Möglichkeiten durch Fundraising

Immer geht es in Projekten darum, Mittel und Ressourcen zu beschaffen, oder anders ausgedrückt, „to raise funds". Der Begriff **Fundraising** ist das scheinbare Zauberwort oder Synonym für die Beschaffung notwendiger Mittel für Projekte. Fundraising hat sich längst zu einem selbstständigen Bereich entwickelt, der vielfach zur Absicherung sozialer Arbeit herangezogen wird und der auf der Basis amerikanischer Fundraising-Strategien agiert.[28] Doch Fundraising ist kein neues Instrument. Es gibt Organisationen, die schon seit 2000 Jahren auf der Basis von Fundraising existieren, dazu gehören beispielsweise die Kirchen. Fundraising ist durchaus auch ein Thema für Projekte in Altenheimen oder bei privaten Initiativen.

Tipps für die Praxis

▶ Fundraising ist für jedes Projekt sinnvoll und erforderlich.
▶ Einen Förderverein gründen, über den Unterstützung für z. B. Altenpflegeeinrichtungen organisiert werden kann (☞ 3.3.1).
▶ Altenpflegeeinrichtungen müssen beachten, dass nach § 14 Heimgesetz HeimbewohnerInnen nicht direkt um Spenden gebeten werden dürfen.

3.3.1 Freiwillige und Förderkreise

Seit kurzem wird viel über die „neue Volksbewegung" Ehrenamt publiziert. Freiwilligenarbeit ist längst so vielfältig geworden wie Projektarbeit allgemein. Statt „Ehrenamtliche" zu umwerben, ist die Rede eher von Freiwilligen, die sich gern selbst bestimmt engagieren und sehr genau wissen, was sie wollen (☞ 1.3).

Fallbeispiel
Das Freiwilligen-Forum Blankenese verkaufte eigene Kochbücher und spendete den Erlös von 1000 Euro für den Bau von Unterkünften für Obdachlose.

Auf Arbeitsstrukturen mit Freiwilligen ist bereits in mehreren Projektbeispielen dieses Buches hingewiesen geworden (☞ 2.1, 2.2, 3.2). Immer wird in den erwähnten Beispielen deutlich, Freiwilligen-Engagement ist für jede Einrichtung ein Gewinn. Doch wenn Altenpflegeeinrichtungen die Zusammenarbeit mit Freiwillige suchen, brauchen sie genaue Vorstellungen von dieser Zusammenarbeit. Ebenso wie bei der Akquise von Geldern bedarf die Suche nach Freiwilligen und Fördermitgliedern eines durchdachten Managements und sollte nie dem Zufall überlassen sein.

 Das größte Kapital bei der Suche nach Unterstützung für Projekte mit und für alten Menschen sind **Emotionen**. Die meisten Menschen sind über ihre Emotionen und Beziehungen zu alten Menschen (in der Familie, Verwandtschaft, Nachbarschaft) ansprechbar für das Thema. Diese Erfahrungen gilt es positiv für eine Kontaktaufnahme zu nutzen.

Welche Grundsätze zu bedenken sind, um Freiwillige für Aufgaben innerhalb eines Projektes zu gewinnen, sind bereits beschrieben (☞ 1.2) und soll hier nur zusammengefasst werden:

 Tipps für die Praxis
- ▶ Die Suche nach freiwilligen MitarbeiterInnen systematisch und organisiert durchführen.
- ▶ Öffentliche Veranstaltungen wie Stadtteilfeste oder Netzwerke (☞ 3.2.2) für Informationsmöglichkeiten nutzen.
- ▶ Auch offizielle Stellenausschreibungen sind sinnvoll. Dabei immer erwähnen:
  - – Wer wird gesucht
  - – Für welche Aktivitäten wird gesucht
  - – Was wird geboten.

Förderkreise sind beliebt, weil selbstständiges Engagement in einer festen Gruppe möglich ist, ohne dass die Mitglieder einem Verein beitreten müssen. Förderkreise haben außerdem den Vorteil, dass Unterstützung für beispielsweise eine Einrichtung unabhängig von Leitungsstrukturen geplant und organisiert werden kann. Diese Form von Unterstützung empfehlen auch Unternehmensberater[28] sozialen Einrichtungen,
- • um Einrichtungen die Rolle von Bittstellern zu nehmen
- • um diese von Akquiseaufgaben zu entlasten
- • um Transparenz darüber herzustellen, dass Zuwendungen ausschließlich für besondere gemeinnützige Zwecke verwendet werden
- • um zu neuen Ideen und Wegen anzuregen.

 Tipps für die Praxis
- ▶ Förderkreise mit wenigen Menschen starten, diese wiederum selbst für Mitglieder sorgen lassen.

- Angehörige, Prominente und Nachbarn für Mitarbeit in Förderkreisen gewinnen.
- Förderkreise an der Arbeit der Einrichtung beteiligen, aber nicht anleiten.
- Förderkreise eigene Strukturen aufbauen lassen.

Für Förderkreise gibt es viele Betätigungsfelder, sie können je nach Fähigkeiten und Möglichkeiten Veranstaltungen organisieren, Patenschaften zu BewohnerInnen anregen oder bei besonderen Aktivitäten unterstützen und Mittel für Projekte beschaffen. Hilfreich kann eine Vereinbarung sein, dass die Ausgabe der Mittel, die durch Förderkreise besorgt werden, der Einrichtung vorbehalten bleibt.

 Unterlagen von Fördervereinen oder -kreisen müssen transparent sein und sicherstellen, dass Zuwendungen nicht unredlich erfolgen oder ausgegeben werden, sondern diese ausschließlich gemeinnützigen Zwecken dienen.[28]

Regelmäßig sollte die Arbeit von Förderkreisen für Pflegeeinrichtungen nicht nur erwähnt, sondern auch gewürdigt werden. Für Berichte bietet sich beispielsweise eine Heimzeitung an, die wiederum vom Förderkreis selbst gestaltet werden kann.

Fallbeispiel

Dem Förderkreis des Altenpflegeheimes St. Markus in Hamburg gehören u. a. der prominente Schauspieler Edgar Bessen und der ARD Nachrichtensprecher Wilhelm Wieben an. Regelmäßig kommen die Herren vorbei, um „ihren" Alten auf „plattdütsch" Geschichten vorzulesen, die stets viel Heiterkeit auslösen.

Zum Jahresfest des Altenheimes organisierte der Förderkreis eine Stadtrundfahrt in chromblitzenden Oldtimern. In festlicher Kleidung fuhren die BewohnerInnen winkend durch die Straßen und erregten mit dem Festumzug beträchtliche Aufmerksamkeit für das Jubiläum ihrer Einrichtung.

3.3.2 Öffentliche Förderungen und Stiftungen

Projektförderung durch staatliche Mittel ist nicht so unmöglich wie häufig erwartet. Auch in diesem Buch sind bereits Fördermöglichkeiten durch öffentliche Mittel beschrieben. Dazu gehören die Förderung von Arbeitsplätzen durch ABM und SAM (☞ 1.4), Lohnkostenzuschüssen bei der Einstellung von Schwerbehinderten (☞ 1.8 und 2.4.2) oder auch öffentliche Ausschreibungen mit Geldpreisen, wodurch beispielsweise die Basis für eine historische Küchenecke im Lotte Lemke Haus geschaffen wurde (☞ 1.6.1).

Fallbeispiel

Mit dem „Berliner Gesundheitspreis" wurden im Jahr 2002 innovative Konzepte gefördert, die Fehlervermeidung in Pflege und Medizin zum Ziel haben. Der mit insgesamt 50 000 Euro dotierte Preis ist gemeinsam gestiftet vom AOK Bundesverband, der AOK Berlin und der Ärztekammer Berlin. Bewerben konnten sich Einzelpersonen, Projekte und Institutionen, die gezielte Maßnahmen zur Verbesserung der Qualität in der Praxis erprobt haben.

Öffentliche Projektförderung ist auch möglich wie im Beispiel „Start social" (☞ 3.2.1).

Tipps für die Praxis

▶ Um über Ausschreibungen und kurzfristige Fördermittel informiert zu sein, aufmerksam aktuelle Medienberichte verfolgen.
▶ Wettbewerbsausschreibungen werden häufig in einschlägigen Fachzeitschriften publiziert.

Bei der **Europäischen Union** gibt es Strukturfonds für soziale Projekte, die in nationaler Regie über Serviceorganisationen verwaltet werden. Solche Förderungen sind beispielsweise über das **Kuratorium Deutsche Altershilfe** (KDA ☞ unten) zu erfahren, das selbst auch Pilotprojekte in der Altenpflege fördert.

Fallbeispiel

Ab September 2002 waren Pflegedienste und Pflegeheime in Baden Württemberg eingeladen, sich an einem EU gefördertem EQUAL-Projekt „Dritt-Sektor-Qualifizierung in der Altenhilfe" zu beteiligen. In dem Pilotprojekt wurden unter Federführung des Paritätischen Wohlfahrtsverbandes, Landesverband Baden-Württemberg, neue Wege der Personalentwicklung in der Altenhilfe modellhaft erprobt. Die Teilnahme an dem Projekt war für Pflegedienste und -heime aus Baden-Württemberg kostenlos. (Lit. Pflegezeitschrift 4, 2002).

3

Pilotprojekte sind modellhafte Projekte, die in zukunftsweisender Form eine Problemlösung enthalten. Dies war beispielsweise bei der KDA-Förderung für den Garten der Sinne im Lotte Lemke Heim gegeben (☞ 1.9).

 Kuratorium Deutsche Altershilfe (KDA):
- Postadresse: Wilhelmine Lübke Stiftung e.V. An der Paulskirche 3, 50677 Köln. Telefon: 0221/9 31 84-70; Fax: -76.
- E-Mail-Adresse: info@kda.de
- Online Service: www.kuratorium-deutsche-altershilfe.de
- Projekte bzw. Netzwerke des KDA (Stand: 3/03):
  - Selbst bestimmtes Wohnen im Alter
  - Dokumentation des BMG-Modellprogrammes
  - Aktion gegen Gewalt in der Pflege (AGP)
  - Senioren Online.

Beim Paritätischen Wohlfahrtsverband e.V. kann man sich im Internet unter: www.paritaet.org.de über öffentliche Fördermöglichkeiten für Projekte informieren.

Die Recherche nach Informationen zu Finanzierungen über EU-Fördermittel aus Brüssel ist sehr umfangreich, deshalb ist möglicherweise die Kontaktaufnahme zu Europaparlamentariern sinnvoll.

Das **European Foundation Centre** in Brüssel publiziert Adressen und Materialien zur Stiftungsarbeit und ist interessant für Projekte mit internationalen Themen und Zielen wie z. B. multikultureller Pflege. Die Homepage ist unter www.efc.be zu finden.

EU-finanzierte Projekte sind mit einem erheblichen Verwaltungsaufwand verbunden. Es ist sinnvoller, diese über einen Dachverband zu beantragen oder mit einer erfahrenen Partnerorganisation zusammen zu arbeiten.

Stiftungen zu gründen ist eine jahrtausend alte Kultur. In den USA sind Stiftungen selbstverständliche Säulen des öffentlichen Geldsystems. Stiftungsgründungen sind eine Möglichkeit, Projekte zu unterstützen und so Verantwortung zu übernehmen im öffentlichen Leben. In Deutschland hat inzwischen die Generation nach der Katastrophe des Zweiten Weltkrieges hart am Wiederaufbau dieses Landes gearbeitet, so dass es wieder Vermögen zu vererben gibt. Dieses Erbe ist häufig der Grundstein für Fördermittel aus Stiftungen[28] und auch in Deutschland inzwischen Basis vieler Projekte.

Ein Beispiel hierfür ist der Bau des Anna Haag Hauses (☞ 2.4) und die Förderung des gleichnamigen Neubaus durch die Helene-Pfleiderer-Stiftung in Stuttgart.

 Stiftungsadressen sind u. a. zu finden:
- auf der Homepage www.stiftungsindex.de ist eine Liste mit Links zu rund 250 Homepages von Stiftungen.
- **Maecenata Stiftungsführer.** Verzeichnis mit rund 1300 Stiftungen mit Sachregistern und kurzen Erläuterungen zu Stiftungen. Hrsg.: Maecenata Institut für Dritter-Sektor-Forschung. Tel. 030/28 38 79-09 Fax: -10.
- **Wie Stiftungen fördern.** Arbeitshilfe für Selbst- und Bürgerinitiativen Nr. 15, Verlag Stiftung Mitarbeit.

Grundsätzlich arbeiten Stiftungen mit einem dauerhaften Stiftungsvermögen, aus dessen Erträgen laufende Ausgaben bestritten werden. Doch Stiftungen werden mit Anträgen überhäuft, deshalb ist genau auszuwählen, an wen man sich wendet. **Kriterien** für die Auswahl können sein:

- Programmschwerpunkte der Stiftung
- Regionale Merkmale, denn viele Stiftungen fördern nur im regionalen Bereich.

Tipps für die Praxis

Vor Antragstellung an eine Stiftung telefonisch nachfragen,

▶ ob das geplante Projekt förderfähig ist
▶ welche Antragsformalitäten zu beachten sind
▶ ob es Antragsfristen gibt
▶ welche Zeitpläne bis zur Bewilligung zu beachten sind.

Persönliche Kontakte und ein wechselseitiges Vertrauensverhältnis spielen bei der Vergabe von Stiftungsmitteln eine wichtige Rolle. Kontaktpflege, die persönliche Ausstrahlung der Antragsteller und Transparenz des Anliegens sind deshalb neben einer korrekten Antragstellung wichtige Voraussetzungen für den Erfolg (☞ 1.3.6). Bei Anträgen an Stiftungen sollten stets erwähnt sein:

- die Dringlichkeit des Bedarfs
- die notwendige Übereinstimmung mit den Förderrichtlinien der Stiftung
- der mögliche Modellcharakter eines Projektes
- nachvollziehbare Finanzierungskonzepte einschließlich der Eigenanteile und anderer Einnahmequellen.

Fallbeispiel

Die Alfried Krupp von Bohlen und Halbach Stiftung fördert 42 Hospizeinrichtungen mit rund 614 000 Euro. Dies ist das Ergebnis einer ersten Ausschreibung im Jahr 2001. Die zweite Ausschreibung war für das Jahr 2002 festgelegt. Im Rahmen eines „Förderprogramms Hospiz" wurden besonders gemeinnützige und ehrenamtliche Hospizeinrichtungen eingeladen, Anträge zu senden. Auch Kooperationsprojekte mit Pflegediensten und Altenheimen konnten gefördert werden. Information: Alfried Krupp von Bohlen und Halbach Stiftung. Hügel 15 in 45133 Essen. Telefon: 02 01/88 48 14. (Lit.: Pflegezeitschrift 2/02).

3.3.3 Spender, Sponsoren und andere Quellen

5–10 Milliarden Euro spenden die Deutschen jedes Jahr. Davon bringen etwa 2–3 Milliarden Euro Unternehmen als Sponsoring auf. Diese Summe macht deutlich, die Spendenbereitschaft ist nach wie vor hoch.[31] Es müssen jedoch nicht nur gute Gründe zum Spenden vorhanden sein, sondern Spender wollen auch genau darüber informiert sein, was mit ihren Geldern geschieht. Beispielsweise spendeten allein die Hamburger innerhalb von 14 Tagen im August 2002 für Opfer der Flutkatastrophe in Dresden rund 7,5 Millionen Euro.

Jährlich werden in Deutschland zwar Aktionen im Wert von über einer halben Milliarde Euro gesponsert, doch nur 5% betreffen davon soziale oder ökologische Projekte.[28] In diesem Sektor gibt es also noch erhebliche Möglichkeiten für Fundraising. Es könnte durchaus ein Thema auch für Pflegeheime und andere Projekte mit und für alte Menschen sein.

Spenden und Sponsoring sind nicht gleichzusetzen. Spenden bedeutet, etwas zu geben ohne Anspruch auf Gegenleistungen. Sponsoring ist ein Geschäft. Immer hat ein Unternehmen, das sponsert, Werbewirkung im Sinn. Es handelt sich um keine Spende, sondern um ein Geschäft, bei dem die gesponserte Initiative eine Gegenleistung zu erbringen hat: In der Regel wird das Logo oder der Name des Sponsoren als Gegenleistung öffentlich gemacht.[28]

Wer nach **Sponsoren** für ein Projekt sucht, sollte seinen „Gegenwert" einschätzen und transparent machen, was als Gegenleistung geboten wird. Beispielsweise ist wichtig, zu vermitteln, dass

- durch das gesponserte Projekt ein positives Image für den Sponsor unterstützt wird (öffentliche Nennung)

- Namen von Sponsoren dauerhaft auf Hinweis-Tafeln lesbar sein werden oder in Broschüren gedruckt werden können
- das Logo von Sponsoring-Firmen bei Festen auf Plakate oder andere Werbemittel gedruckt werden kann.

 Tipps für die Praxis

Darauf achten, dass das Image von Sponsoring-Firmen auch zum Anliegen der eigenen Einrichtung oder des geplanten Projektes passt.

Für die zeitraubende und professionelle Akquise von Spendern und Sponsoren sowie für Freiwillige bietet es sich an, **Förderkreise** (☞ oben) aufzubauen, die wiederum das Spendenmarketing übernehmen können. Immer geht es dabei um Aufbau und Ausbau von Beziehungen zu Menschen.

Ein Beispiel für **Sponsoring** ist der Sinnesgarten im Lotte Lemke Haus (☞ 1.9). Für das Projekt wurden rund 70000 Euro von Spendern und Sponsoren aufgebracht.

Längst gibt es berufsbegleitende Studiengänge, um Fundraising effektiv und ethisch verantwortungsvoll zu gestalten. Auf diese Weise kann die qualifizierte Akquise von Mitteln erlernt werden.

 Die Fundraising Akademie Frankfurt bildet Personen aus den Bereichen Geschäftsführung Verwaltung und Öffentlichkeitsarbeit in zweijährigen berufsbegleitenden Studiengängen aus. Info über: www.fundraising-akademie.de

Wer **Spender** und Sponsoren sucht, weiß, es ist ebenso wichtig Kleinspender zu erreichen wie der möglicherweise dauerhafte Kontaktaufbau zu Großspendern und Sponsoren. Grundsätzlich gilt zu berücksichtigen:[31]

Spender und Sponsoren

- müssen der Organisation oder Einrichtung vertrauen können
- sollten langfristig an die Arbeit der Einrichtung herangeführt werden

- erfordern erheblichen Betreuungsbedarf
- sollten etwas bekommen für ihr Geld, z. B.
  - öffentliche Namensnennung
  - Ehrung in Form von Spenderbriefen, Einladungen zu Veranstaltungen
  - Grußkarten (wie bei Unicef)
  - andere Zeichen der Aufmerksamkeit.

Es gibt viele Menschen, die es sich leisten können und wollen, Geld zu spenden für einen guten Zweck. Beispielsweise hat die Organisation Greenpeace eine hauptamtliche Vollzeitkraft eingestellt, die sich ausschließlich um Spender und Sponsoren kümmert, die pro Jahr mindestens 5000 Euro spenden.[31] Viele Menschen sind zu Spenden bereit, wenn ihnen ein Anliegen am Herzen liegt.

Eine neue Form des **Spendens** gibt es seit 1995 in Hamburg. Auf Initiative des Pastors Dr. Stefan Reimers vom Diakonischen Werk gründete sich ein **Spendenparlament**, das bereits nach einem Jahr 2500 Mitglieder hatte und inzwischen über 3200 Mitglieder zählt. Mitglied kann jeder werden, der mindestens 60 Euro im Jahr spendet. Jeder Spender kann im Parlament konkret mitentscheiden. Dies geschieht in öffentlichen Parlamentssitzungen, in denen gemeinsam entschieden wird, welche Initiativen und Projekte gefördert werden sollen. Antragsberechtigt sind Projekte gegen Armut, Obdachlosigkeit und Vereinsamung. Die Anträge werden von Ehrenamtlichen geprüft und der öffentlichen Parlamentssitzung zur Beschlussfassung vorgelegt.

180 000 Euro für 20 Projekte hat das Hamburger Spendenparlament auf seiner 21. Arbeitssitzung im August 2002 bewilligt. So wurde z. B. ein Zuschuss von etwa 15 000 Euro für die Sanierung eines Hauses für junge Drogensüchtige erteilt. Mit 3200 Euro wurde ein Kunsterzieher unterstützt, der Frei-

zeit mit Kindern gestaltet und mit ihnen Kunstwerke aus Dosen, Kartons und anderen Verpackungen bastelt.

Das Hamburger Spendenparlament ist längst zum Vorbild für ähnliche Versuche in anderen Städten geworden. Inzwischen wirbt Pastor Reimer für die Idee eines umfassenden Spendenparlamentes für ganz Deutschland.

Auch für das Sammeln von Spenden im Kleinen gibt es viele Möglichkeiten, z. B. auf Festen, Jubiläen oder bei öffentlichen Veranstaltungen einer Trägerorganisation. An spannenden Ideen mangelt es nicht. Große Summen lassen sich bei Festen auch sammeln mit kleinen Teilnahmebeiträgen bei Wettbewerben und Spielen, für die es kleine Preise gibt, z. B.

- Malwettbewerbe
- sportliche Wettbewerbe
- Geschicklichkeitswettbewerbe, z. B. im Kartoffeln schälen
- Luftgewehr schießen
- Eierlaufen
- Tombolas.

Bei Jahres- und Stadtteilfesten haben sich verschiedene „Verkaufsschlager" bewährt, z. B.

- selbst gebackener Kuchen
- Getränke, Bratwurst
- Blumensträuße aus dem eigenen Garten
- selbst entwickelte Kochrezepten und Kochbüchern.

 Tipps für die Praxis

Immer deutlich machen, für welchen Zweck um eine Spende gebeten wird. Gern geben Gäste auch etwas mehr, wenn sie wissen, wofür.

Spenden lassen sich auch erzielen, wenn man bei Veranstaltungen um ein kleines Eintrittsgeld bittet, z. B. bei

- Benefizkonzerten
- Flohmärkten

- Sommercafés
- Modeschauen
- Versteigerungen
- Spielnachmittagen.

Fallbeispiel

Zu jedem Sommerfest des Altenheimes spendiert der Fleischer aus der Nachbarschaft einen großen geräucherten Schinken. Das „Schinkenwiegen" ist zu einer beliebten Tradition geworden. Jeder, der teilnehmen möchte, zahlt einen Euro, dann darf der Schinken in den Händen „gewogen" und das Gewicht geschätzt werden. Der Schätzwert wird notiert. Am Abend wird der Schinken öffentlich gewogen. Der Sieger mit dem genauesten Schätzwert erhält den Schinken.

■ Der Spendenbrief

Immer gehört ein Spendenbrief mit zur Suche nach Sponsoren und Spendern. Diesen Brief erfolgreich so zu formulieren, dass er zumindest bis zum Ende aufmerksam gelesen wird, bedarf einiger Überlegungen (☞ 1.3.6).

Tipps für die Praxis

▶ Spendenbriefe so formulieren, dass sie Aufmerksamkeit wecken und die potenziellen Geldgeber emotional ansprechen, aber nicht „erdrücken". Jammern verschreckt eher.

▶ Austausch anbieten jenseits der finanziellen Spende. Beispielsweise einladen zu Veranstaltungen, zur Mitarbeit auch in anderer Form.

▶ Beispiele sind besser als umfangreiche Konzepte und Leitgedanken.

▶ Deutlich machen, wie engagiert alle Beteiligten hinter dem geplanten Projekt stehen.

Grundsätze beim Schreiben von Spendenbriefen:[28, 32]

- Ein **Logo**, Aufkleber oder Slogan auf dem Umschlag kann zum Öffnen anregen und verhindert möglicherweise, dass die ganze Sendung sofort im Papierkorb landet.

- Das Anschreiben soll in **Absätzen** aufgelockert und im andert-halbzeiligem Format geschrieben sein.
- Der **Umfang** darf nicht mehr als zwei Seiten betragen, um Leser nicht mit Informationen „zu erschlagen".
- Der Brief soll einfach lesbar in einem klaren **Stil** ohne Floskeln und Fachbegriffe geschrieben sein.
- Immer prüfen, ob eine persönliche **Anrede** möglich ist. Auch für Serienbriefe lassen sich verbindliche Anreden finden.
- Es sollte möglichst eine einladende, neugierig machende **Über-schrift** geben.
- Der **Beginn** des Schreibens soll Aufmerksamkeit erregen.

Beispiel für einen Spendenbrief

Frau
Norma Spendenpfennig
Spendenstraße 7

7777 Spendenort

Alte Menschen lachen gern.
Bitte bringen Sie mit uns alte Menschen zum Lachen.

Sehr geehrte Frau Spendenpfennig,

bei meinem Besuch im Altenheim Sorgenfrei hat die 86Jährige Henriette Schmidt mit Kindern der Kita Kunterbunt einen ganzen Nachmittag gelacht!
Umringt von Kindern konnte sie mit vielen Heimbewohnern eine Theaterstück erleben, das Clown Peterelli gemeinsam mit den Alten und Kindern der benachbarten Kita spielte.
Wir möchten den „Lachtag" für viele einsame Menschen mit Ihrer Hilfe gern regelmäßig durchführen.

Die Heimbewohner des Hauses "Sorgenfrei" wollen nun nicht nur Peterelli, sondern auch die Kinder regelmäßig zu einem „Kicher- und Spielenachmittag" einladen. Das ist eine gute Idee, finden wir vom Förderkreis des Heimes.

Bitte unterstützen Sie uns dabei, gemeinsamen Spaß für Jung und Alt zu ermöglichen.
Wir freuen uns über Mitglieder im Förderkreis und über Spenden, für unsere kulturelle Arbeit.

Herzlichen Dank für Ihre Unterstützung!
Ihre

Dr. Paulina Paulsen
Projektleiterin im Förderkreis des Altenheimes Sorgenfrei.

PS: 50 Euro kostet eine Stunde mit Clown Peterelli. Die Kostüme für die Mitspieler in der Theatergruppe nähen wir z.T. im Förderkreis selbst, aber auch dabei benötigen wir Unterstützung.
Bitte schicken Sie uns Ihre Spende mit dem beiliegenden Überweisungsantrag und geben Sie uns eine Nachricht mit ihrem Namen auf einer der beiliegenden Fotokarten von unseren „Lachtagen".

Abb. 20: Beispiel für einen Spendenbrief

- **Fotos** unterstreichen das Anliegen, auch die Unterzeichner können mit Foto erscheinen.
- **Unterschriften** durch Ranghöchste einer Einrichtung unterstreichen die Glaubwürdigkeit.
- Als Anlagen eignen sich kleine **Aufmerksamkeiten**, z. B. Fotokarten, Aufkleber sowie Informationsbroschüren, Zeitungsartikel.
- Ein **Postscriptum** (P. S.) kann den Appell des Briefes nochmals verstärken.

3

■ Öffentlichkeitsarbeit

Die Maxime „**Tu Gutes und rede darüber!**" gilt für jede Form der Arbeit mit und für alte Menschen. Wie dies geschehen kann, ist bereits unter der Überschrift „Informieren und Werben" mit Beispielen aus dem Lotte Lemke Haus (☞ 1.3.3) erwähnt worden. Auch die ambulante Pflegestation Jahnke hat viele interessante Beispiele (☞ 2.5.2) für erfolgreiche Öffentlichkeitsarbeit zu bieten. Weil die Mittel für Öffentlichkeitsarbeit stets knapp bemessen sind, ist Kreativität besonders gefragt. Doch auch Umsicht und eine klare Kosten-Nutzen-Rechnung sind nötig. Hilfreich können folgende Tipps sein:

- Wenn Werbung professionell vergeben werden soll, den Etat gegenüber Werbeagenturen ausschreiben und erst nach der Präsentation der Ergebnisse den Besten auswählen.
- Oft kann es sinnvoll sein, nicht im Alleingang zu werben, sondern Träger für gemeinsame Werbeauftritte „zu verbünden", z. B. in Form regelmäßiger Anzeigenkampagnen, einheitlicher Anzeigenmotive, gemeinsamer Plakate oder Messeauftritte.
- Wer Pressemappen für einen Anlass anfertigt, sollte dies so tun, dass Texte und Materialien auch weiterhin z. B. als Flyer nutzbar sind.
- Eine Hompage im Internet ist nicht teuer und kann für viele Zwecke genutzt werden, wenn sie gut und aktuell betreut wird. Für diese Aufgabe lassen sich gern Zivis gewinnen.

Werbung soll gezielt sein und Anliegen punktgenau benennen können, damit diese öffentliche Unterstützung und Aufmerksamkeit finden. Für jedes Anliegen wie für Projektarbeit allgemein sollte deutlich werden: Hier engagieren sich Menschen für einen guten Zweck und werben um Unterstützung, damit alte Menschen sich bis an ihr Lebensende wohl und geborgen fühlen können.

3

Literaturverzeichnis

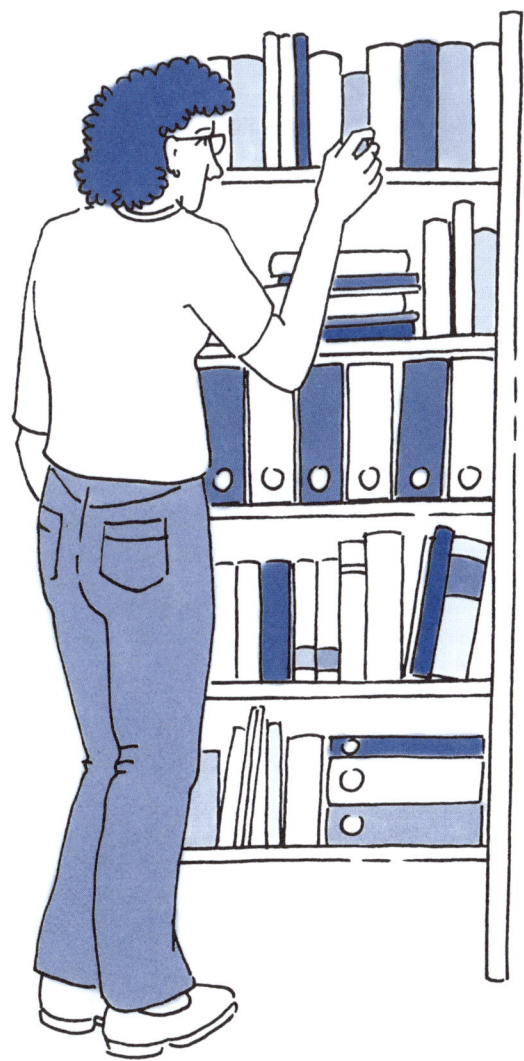

4

4

[1] Informationsmaterial des Vereins „Leben mit Tieren e.V.", Teltowkanalstraße 1, 12247 Berlin

[2] Report (ohne Verfasser): Du bringst Sonne in mein Herz. In: Mensch und Tier, Heft 4/2001, Tierhilfswerk, 51597 Morsbach.

[3] Große-Siestrup, C.; Scharmann, W.: Was macht der Hund im Bett? und Gabriel, Stefan: Da ist der Wurm drin … In: Tierheimmagazin Herz und Schnauze, 1/2001, THV TierHeimVerlag, 16295 Schiffsmühle

[4] Bergler, R.: Eignen sich Tiere als Therapeuten? Gesundheit, 3/2001

[5] Scheel, W.: Recht Vorschau. Heilberufe ambulant, Heft 11/2000

[6] Schäfer, S.: Mein Therapeut ist ein Schwein. Morgenpost, Hamburg, 8.3.2001

[7] Ford, G.; Olbrich, E.: Tiere helfen Menschen. Ein Bericht. Eigenverlag G. Ford, Münchener Str. 14, 97204 Hochberg

[8] Report (ohne Verfasser): 20 Jahre Pflegestation Jahnke. Pflege aktuell, Heft 11/2001

[9] ZDF-Fernsehreportage „Antonia im Wunderland" von Beate F. Neumann bei AVE-Gesellschaft für Fernsehproduktion, Schützenstraße 18, 10117 Berlin

[10] Scheitlin, V.: Kreativität. Orell Füssli Verlag, Zürich, 1993

[11] Kirckhoff, M.: Mind Mapping Einführung in eine kreative Arbeitsmethode. Gabal Verlag, 1995

[12] Dürrmann, P. (Hrsg.): Besondere Stationäre Dementenbetreuung. Vincentz Verlag, Hannover, 2001

[13] Dörner, K.; Plog, U.: Irren ist menschlich. Lehrbuch der Psychiatrie/Psychotherapie, 8. Auflage, Psychiatrieverlag, 1994

[14] Richard, N.: Wertschätzende Begegnung-Integrative Validation, In: ☞ [12]

[15] Videofilm „Brücken bauen in der Welt der demenziell Erkrankten. Integrative Validation. Vincentz Verlag, Hannover, 1999

[16] Heimkonzepte der Zukunft. Hrsg.: Deutsches Zentrum für Altersfragen (DZA) und Kuratorium Deutsche Altershilfe (KDA), Berlin, Köln, 1991

[17] Qualitätshandbuch Leben mit Demenz. Hrsg.: KDA, Köln, 2001

[18] Fernsehreportage. Anne Schlosser „Visite" NDR 2001

[19] Lärm, M.: Interne Informationsmaterialien zur Pflege und Betreuung Demenzkranker. „Haus Schwansen", Rieseby, 2002

[20] Bruder, J.; Wojnar, J. in: Handlungskonzepte „Haus Schwansen", ☞ [19]

[21] Fernsehreportage „Neue Wege in der Pflege", Sabine Kemper, ZDF 5.5.2002

[22] Ein Plädoyer für die Tierhaltung in Alten- und Pflegeheimen. Hrsg.: KDA, Köln 2000

[23] Bundesgesundheitsblatt Nr. 3/2001

[24] Report (ohne Verfasser): Märchenstunde mit der Ersatzoma. In: Heim & Pflege, Heft 8/2000

[25] Internes Informationsmaterial. Anna Haag Haus, Stuttgart, 2002

[26] Pressemappe. Konzept Aktivoli Netzwerk. Hrsg.: Freiwilligen Zentrum Hamburg, 2002

[27] Bernges, A.: Aktivoli erfolgreich. Diakonie Report 1/2002, DW Hamburg

[28] Piwko, R.: Fundraising. Arbeitshilfe für Selbst- und Bürgerinitiativen Nr. 21. Hrsg.: Stiftung Mitarbeit in Kooperation mit Socius Organisationsberatung GmbH, Bonn, Berlin, 1999

29 Fuchs, A.: Solidarität – Subsidarität. Die Zukunft der Diakonie im Sozialstaat. Rede Diakoniekongress 21. 8. 1998, Hamburg

30 Augter, S.: Groschen gefallen. Wirtschaftswoche Nr. 36 vom 29. 8. 02

31 Urselmann, M.: Fundraising. Kapital Zukunftsstrategie. Heim & Pflege, 4/2002

32 Weiler, T.: Praxis Fundraising. Bonn 1998, S. 74–78

33 Mamerow, R.: Kalenderblätter. Heilberufe 1/03

4

Index

A

Allergien 63
Alltagsorientierung 97
Amtsarzt 64
Amtstierarzt 64
Anerkennung 19
Angehörige
– Infoblatt 35
Angehörigenabende 38
Angehörigenarbeit 29
Angehörigenbegleitung 36
Angehörigenbetreuung 35
Anzeigenkampagnen 168
Arbeitsamt 26
Arbeitsbeschaffungsmaßnahmen
 (ABM) 27
Ausschreibungen 32, 158

B

Basale Stimulation® 84
Bedürfnisorientierung 100
Berufsverband 114
Betreuung Demenzkranker 72, 94
Betreuungskonzept
– Checkliste 103
Betroffenheit 4
Bewerbergespräche 11
Biografiearbeit 80

C

Controlling 24

D

DBfK 113
Demenz 72
Diskussionsforen 16

E

Ehrenamt 3
Eigenanteil 45
Eingliederungszuschuss (EGZ) 28
Entwurmen 62

Erfahrungsaustausch 22
Erstkontakt 36
EU-Fördermittel 159
EU-Mittel 45
European Foundation Centre 159

F

Fachtagungen 16
Finanzierungsmodelle
– Checkliste 103
Fortbildung 12, 90
Fortbildungen 20, 102
Fortbildungskosten 23
Förderkreise 156
Fördermittel 158
Förderverein 155
Freiwillige
– Arbeitszeiten 17
– Aufgaben 17
Freiwilligen-Börsen 151
Freiwilligenarbeit 155
Freiwilliger Sozialer Dienst 3
FSD 4
– Lösungsansätze bei Problemen
 10
– Probleme beim Aufbau 10
Führungsstil 81
Fundraising 154

G

Garten für Demenzkranke 43
– Finanzierung 45
Geh-Struktur 121
Gesinnung 4
Gremienarbeit 16
Gütesiegel 113

H

Haftpflichtversicherung 15
Handlungskonzepte 75
Hauszeitung 16, 125
Heimgesetz 155

Homogenität   96
Hompage   168

I

Idealismus   3
Ideenkonferenz   137
Immunschwäche   63
Infektionsschutzgesetz   64
Integrationsmöglichkeiten   4
Integrativer Validation   83
Intergenerative Arbeit   109
Ist- und Sollsituation
– Checkliste   94

J

Jugendprojekt   40

K

KDA
– Anträge   24
Kinästhetik   85
Klassensolidariät   3
Komm-Struktur   121
Kommunikative Kompetenz   133
Konkurrenz   46
Konzept Freiwilliger Arbeit   8
Kreativität   136
– Checkliste   141
– Projektgruppe   144–145
Kreativitätsförderung   143
Kreativitätskiller   143
Kuratorium Deutsche Altenhilfe   21
Kuratorium Deutsche Altershilfe   158

L

Langzeitarbeitslose   28
Leistungsbeschreibungen   74
Lotte Lemke   2

M

Magazin   122
Meditationen   90
Milieugestaltung   76
Mind Mapping   139

Mitspracherecht   12
Motivation   3–4
Musiktherapie   86

N

Nächstenliebe   3
Netzwerkarbeit   145
Netzwerke
– Checkliste   148
Normalisierungsprinzip   97
Normalitätsprinzip   77

O

Öffentlichkeitsarbeit   8, 14, 168

P

Parasiten   62
Paritätischer Wohlfahrtsverband   159
Partizipierungsprinzip   98
Patientenkalender   127
Patiententreff   116
Pilotprojekte   26, 159
Popularität   133
Pressemappe   168
Pressemappen   16
Pressemitteilungen   15
Projektarbeit   136
Projektförderung   158
Psychopharmaka   85

R

RAL-Pflege-Qualitätssiegel   112
Reflexion   12
Rituale   79

S

Schulung   13
Segregativer Ansatz   96
Selbstbestimmung   14
Seminarangebot   90
Sinnesgarten   42
Sozialbetreuung   28
Soziale Kompetenz   133
Spenden   24, 130, 155
Spendenbrief   166
Spendenparlament   164

Spender 162
Spiritualität 89
Sponsoren 24, 26, 45, 125, 162
Stadtteilveranstaltungen 16
Start social 146
Sterbebegleitung 87
Stiftungen 160
Strukturanpassungsmaßnahmen (SAM) 28
Strukturfond für soziale Projekte 158
Strukturwandel 3
Supervision 12

T
Tagesstrukturierung 78
Taizé-Andacht 87
Teamfortbildungen 102
Teamgefühl 12
Therapiehund 70
Tierbesuchsdienst 54, 56
– Checkliste 66
– Hausordnung 63
– Heimgesetz 63
– Hygiene 61
– Infektionsgefahr 64
– Schulungen 69
– Sorgfaltspflicht 60
– verhaltenstest 67

U
Unabhängigkeit 74
Unfallversicherung 15

V
Validation 83
Veränderungswillen 4
Verantwortung 9
Vernetzung 146
Versicherung 12
Vorbehalte 8

W
Weiterbildungen 20
Wettbewerbe 32
Wettbewerbsausschreibungen 158
Wurmbefall 62

Z
Zeitbudget 15
Zeitspender 49
Zoonosen 62